AF503998

DES DIVERSES MÉTHODES

D'EXPLORATION

DE LA POITRINE.

IMPRIMERIE DE LACHEVARDIERE FILS,

SUCCESSEUR DE CELLOT,

rue du Colombier, n° 3o.

DES DIVERSES MÉTHODES

D'EXPLORATION

DE LA POITRINE,

ET DE LEUR APPLICATION

AU DIAGNOSTIC DE SES MALADIES;

PAR V. COLLIN,

DOCTEUR EN MÉDECINE DE LA FACULTÉ DE PARIS, INTERNE
DES HOPITAUX CIVILS DE LA MÊME VILLE.

Neminem has methodos expertum deinceps cum
Baglivio dicturum spero : O quantum difficile est
dignoscere morbos pulmonum !
(LAENNEC , Auscult. méd. , Ép. dédic.)

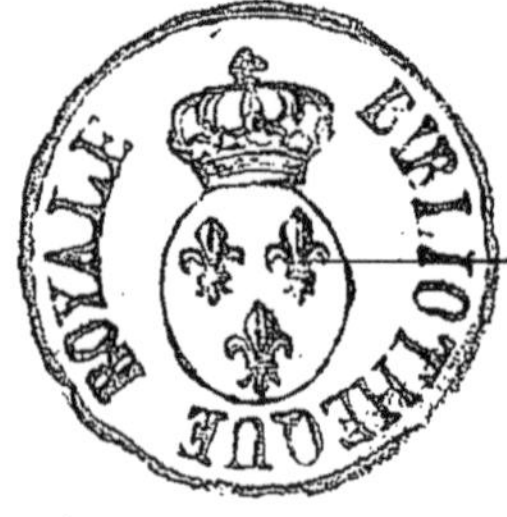

A PARIS,

CHEZ J.B. BAILLIÈRE, LIBRAIRE,
RUE DE L'ÉCOLE DE MÉDECINE, N. 14.

1824.

AVANT-PROPOS

En publiant un travail sur les diverses méthodes d'exploration de la poitrine, je n'ai pas
prétendu ajouter à ce qui a été dit sur chacun
de ces moyens d'investigation ; j'ai voulu seulement rapprocher les observations éparses dans
un grand nombre d'ouvrages, et, rassemblant
tout ce que l'on a écrit sur cet objet, démontrer
que ces méthodes, réunies, donnent au diagnostic des affections nombreuses et variées de la
poitrine toute la certitude désirable, tandis
qu'isolées elles sont le plus souvent insuffisan-
tes, et quelquefois même propres à induire en
erreur sur le siége du mal et sur sa nature.

J'ai eu peu de chose à faire pour atteindre le
but que je me proposais. Les matériaux étaient
préparés, il ne me restait qu'à les assembler et
à les classer avec ordre. Je dois beaucoup au
Traité de séméiologie de M. le professeur Landré-Beauvais, à la traduction d'Avenbrugger par

Corvisart, et surtout à l'excellent ouvrage de M. le professeur Laennec sur *l'auscultation médiate*. Cependant je n'ai rien affirmé que je n'aie été à même de vérifier plusieurs fois sur les nombreux malades soumis à mon observation pendant sept années de séjour dans les hôpitaux de Paris, sous la direction de praticiens aussi sages qu'éclairés. Si j'ai indiqué quelques faits nouveaux, c'est toujours sous la forme du doute, et plutôt pour attirer l'attention des médecins et solliciter leurs recherches, que pour le plaisir d'être le premier à signaler un phénomène encore inconnu. C'est ainsi que j'ai parlé du bruit comparable au craquement du cuir neuf, des causes du bruit de soufflet, et de la pectoriloquie dans les hépatisations du poumon. J'ai évité en traitant de l'auscultation d'entrer dans des détails trop minutieux, de multiplier les divisions, convaincu que les nuances nombreuses qu'offrent les phénomènes principaux ne peuvent être bien appréciées que par l'observation attentive et répétée des malades, et qu'une description même fort longue n'en donnerait qu'une idée bien imparfaite. Enfin, je me suis attaché à être méthodique, clair et concis, et à ne rien omettre d'important.

Les méthodes dont j'ai parlé sont au nombre de cinq : l'examen des mouvements de la poitrine, la percussion, l'auscultation, la mensuration et la succussion.

Après avoir exposé les règles générales à suivre dans leur application, les phénomènes qu'elles font connaître et leurs causes les plus probables, j'ai rapporté chacun de ces différents phénomènes au diagnostic des maladies. Il sera facile de voir dans cette dernière partie de cet opuscule que rarement un seul mode d'examen est suffisant, que ce n'est qu'en en appelant à son aide deux ou un plus grand nombre, en comparant les symptômes qu'ils fournissent, et souvent même les symptômes généraux, qu'on parvient à porter un diagnostic assuré ; mais aussi il restera prouvé, je crois, que, dans la plupart des cas, on arrive avec le secours de ces cinq méthodes à une connaissance du siége de la lésion, de sa nature et de son étendue, aussi parfaite que celle que pourraient donner la vue et le toucher.

Si je puis faire partager à quelques élèves l'instruction que j'ai puisée sur ce sujet dans les préceptes et la pratique de MM. les professeurs Cayol et Laennec, et concourir à rendre plus familier l'emploi de l'auscultation, et son étude plus facile, je m'applaudirai d'avoir cédé aux sollicitations de quelques uns de mes amis, en rendant public un travail destiné seulement à faire le sujet de ma dissertation inaugurale.

DES DIVERSES MÉTHODES

D'EXPLORATION

DE LA POITRINE

ET DE LEUR APPLICATION AU DIAGNOSTIC

DE SES MALADIES.

PREMIÈRE PARTIE.

CHAPITRE I.

EXAMEN DES MOUVEMENTS DE LA POITRINE DANS LA RESPIRATION.

La respiration est une fonction qui, suivant l'idée ingénieuse de M. le professeur *Chaussier*, exige, comme la digestion, la préhension au dehors de nous d'une substance qui nous est étrangère. Cette préhension s'opère par l'action de muscles volontaires : elle se compose de deux actes, l'inspiration et l'expiration.

On appelle *inspiration* le mouvement par lequel le thorax, écartant ses parois, augmente sa capacité intérieure, et fait pénétrer l'air dans les poumons; l'*expiration* est le retour des parois à leur état primitif.

Toujours ces mouvements seront libres, faciles, quand il n'existera aucun obstacle à leur parfait exercice; toujours aussi une affection du poumon ou de la cavité qui le contient apportera à ces mouvements des modifications le plus souvent faciles à apprécier. Ce sont ces altérations qu'il faut connaître; mais auparavant il est nécessaire de donner une idée de la respiration dans l'état de santé: nous suivrons cette marche dans l'exposé de chaque mode d'examen.

§ Ier.

Dans un homme sain et que nulle passion n'agite, l'inspiration et l'expiration doivent s'exécuter lentement, sans secousses, sans qu'aucun muscle paraisse faire un effort pénible pour les produire; elles se succèdent avec régularité; leur rhythme est constant et uniforme; toutes les côtes s'élèvent, et la dilatation ou le resserrement sont également marqués de l'un et de l'autre côté, sauf les cas de difformité du thorax.

La succession des mouvements respiratoires est plus ou moins rapide, suivant les individus; en général, il se fait de quinze à vingt respirations complètes par minute, et, de cinq en cinq inspirations, on en observe une plus forte. Chez les enfants, les femmes et les individus faibles, la fréquence de la respiration est plus grande. Les passions, l'exercice ou l'état de repos, la volonté, les qualités de l'air, font varier le rhythme à chaque instant: pendant le sommeil il est ralenti, et la respiration est plus rare et plus profonde.

La respiration peut être effectuée par les intercostaux et les autres muscles inspirateurs, elle est alors *thoracique;* ou se faire par l'action du diaphragme seul, on la dit alors *abdominale.* Quelques auteurs admettent que, pendant la veille, c'est le diaphragme qui contribue le plus puissamment à cet acte, et les intercostaux pendant le sommeil.

§ II.

Dans l'état de maladie, les mouvements de la poitrine peuvent offrir une foule de variétés, que nous rapporterons aux divisions suivantes. Ils peuvent être fréquents ou rares, vites ou lents, réguliers ou irréguliers, grands ou petits, égaux ou inégaux, faciles ou difficiles, complets ou incomplets; enfin, la respiration peut être abdominale ou tout-à-fait thoracique.

Pour bien observer et constater ces diverses altérations, il faut faire asseoir le malade, si ses forces le lui permettent, afin que rien ne gêne les puissances musculaires qui concourent à la respiration ; les deux bras seront pendants sur les côtés du thorax, celui-ci découvert ; mais le plus ordinairement les changements sont assez marqués pour que toutes ces précautions deviennent inutiles.

1° Considérée relativement au nombre des inspirations et des expirations dans un temps donné, la respiration est *fréquente* ou *rare* : fréquente, quand il se fait chez un adulte plus de dix-huit à vingt respirations par minute ; rare, quand il s'en fait moins. Cette fréquence est naturelle aux enfants, aux femmes, aux sujets d'un tempérament sanguin ou nerveux, dans les climats chauds, en été, où l'air, plus raréfié, contient sous un volume donné une moindre quantité d'oxygène, après quelque exercice ou quelque émotion vive. On l'observe encore, indépendamment de toute affection thoracique, dans les maladies vermineuses, spasmodiques, et en général dans toutes les pyrexies.

La respiration rare ne se voit ordinairement que dans les affections soporeuses et hystériques, ou dans les derniers instants de la vie.

Une douleur dans la poitrine, tout obstacle à la libre circulation de l'air dans les bronches, toute altération qui rend inapte à la respiration une partie un peu considérable du tissu pulmonaire, sont les causes de la fréquence ; la suspension de l'influx nerveux, l'affaiblissement des puissances musculaires, sont celles de la rareté.

2° La respiration peut être *vite* ou *lente*. Elle est vite quand les mouvements d'inspiration sont courts, rapides, brusques ; lente, quand ils sont longs et gradués. La respiration vite se trouve ordinairement réunie avec la respiration fréquente ; alors on la dit *accélérée :* cette accélération peut être portée jusqu'à l'anhélation, et constituer la respiration *haletante.*

On rencontre aussi quelquefois la respiration vite alliée à la respiration rare chez les sujets robustes, dans les maladies aiguës, et dans les derniers moments de la vie.

La vivacité de la respiration paraît tenir aux mêmes causes que sa fréquence. Sa lenteur s'observe dans les mêmes circonstances que la respiration rare, qu'elle accompagne souvent, et dépend des mêmes lésions.

3° Quand les inspirations et les expirations se succèdent à des intervalles égaux, la respiration est dite *régulière ;* elle est *irrégulière* quand ces intervalles sont plus ou moins prolongés les uns par rapport aux autres ; *intermittente ,* quand une ou plusieurs inspirations surviennent plus tard ou manquent entièrement ; *entrecoupée ,* quand l'expiration semble se faire avant que l'inspiration soit achevée. Ces divers états de la respiration se rencontrent dans les phlegmasies de la poitrine et du bas-ventre, et particulièrement encore dans les affections nerveuses. Les mêmes causes que nous avons énumérées ci-dessus peuvent les déterminer.

4° Nous appellerons *grande* la respiration dans laquelle à une expiration entière, parfaite, succède une inspiration, soit lente, soit vite, qu'accompagne un grand développement de la poitrine ; *petite,* celle dans laquelle la dilatation est à peine sensible.

On voit d'après cela que la respiration n'est pas grande quand la poitrine reste élevée, et qu'une inspiration qui achève sa dilatation n'a pas été précédée d'une expiration complète ; ainsi, dans la péripneumonie, la respiration est fréquente, vite et petite, quoique la poitrine se développe complètement : c'est ce que l'on appelle alors une *respiration haute.*

La respiration grande et rare constitue la respiration *sublime.* Elle coïncide assez rarement avec une affection des voies aériennes : on l'observe surtout dans les fièvres cérébrales, à l'approche du délire frénétique.

La petitesse de la respiration est, le plus souvent, le symptôme des affections du thorax ; elle paraît tenir à la lésion du parenchyme pulmonaire.

M. Landré-Beauvais a appelé *grande* la respiration dans laquelle il y a beaucoup d'air inspiré; *petite*, celle dans laquelle il y en a peu. Comme j'examinais la respiration sous le rapport des mouvements de la poitrine, j'ai dû donner le même nom à un phénomène différent, mais qui coexiste souvent avec celui qu'a noté ce savant professeur.

5° La respiration est *égale* quand l'inspiration, qu'elle soit grande ou petite, vite ou lente, est suivie d'une expiration semblable; *inégale*, dans le cas où l'un ou l'autre de ces mouvements est plus fort ou plus prolongé. Les fièvres adynamique et ataxique, la plupart des affections spasmodiques et des asthmes en offrent des exemples. Cette inégalité de la respiration est un symptôme constant de la pleurésie et de la pneumonie aiguë. Quand la plèvre est enflammée, l'inspiration est vite; l'expiration, quoique très courte, paraît longue relativement à l'inspiration; le siége de la douleur, dans cette maladie, rend aisément compte de ce phénomène. Quand la phlegmasie occupe le poumon, c'est au contraire l'expiration qui présente cette brièveté; ce mouvement, ne pouvant se faire sans comprimer douloureusement l'organe affecté, paraît à peine s'exécuter, en sorte que la poitrine reste toujours élevée. C'est donc à l'impossibilité de l'expiration que tient la respiration haute, que nous avons déjà désignée comme un des symptômes de cette affection.

6° Toutes les fois que, pour produire l'expiration, les muscles chargés d'exécuter ce mouvement dans l'état de santé suffisent et paraissent l'effectuer sans effort, on dit que la respiration est *facile;* elle est *difficile* quand les grands muscles accessoires de cette fonction sont obligés d'entrer en action, ou quand les muscles proprement inspirateurs se contractent avec violence et comme convulsivement. La simple inspection du cou fait quelquefois reconnaître cette difficulté de la respiration ; les scalènes durs, saillants, tremblotants, impriment aux parties latérales du cou des secousses faciles à distinguer. On observe la même chose sur les intercostaux d'un sujet amaigri.

Il est à cet état différents degrés : ainsi la respiration peut être simplement difficile ou laborieuse, ou enfin suffocante. Dans ce dernier cas, les malades, menacés d'étouffer, ne peuvent garder la position horizontale ; assis et courbés en avant, ils pressent avec force la tête sur leurs genoux relevés, cherchent pour leurs mains un appui solide, et, fixant ainsi les extrémités supérieures, contractent péniblement les grands muscles de la respiration, dont tout l'effort se concentre sur la poitrine et la dilate largement. C'est à ce caractère de la respiration que l'on a donné le nom d'*orthopnée;* elle s'observe fréquemment dans les accès d'asthme, et devient quelquefois habituelle chez les sujets affectés d'emphysème du poumon. On peut rapporter à la respiration difficile cette respiration convulsive, symptôme très fréquent des différentes maladies comprises sous le nom d'asthme. M. Pascalis a communiqué dernièrement à l'académie de médecine des observations sur l'emploi du galvanisme dans ces affections, et sur l'utilité de ce moyen. Il semblerait, d'après ces expériences, que cet état convulsif de la respiration tient plutôt à une altération vitale des parties du système nerveux qui se distribuent aux muscles du thorax, qu'à celle des poumons eux-mêmes.

La plupart des maladies de la poitrine, un grand nombre de celles du bas-ventre, rendent la respiration difficile. Ainsi tout obstacle à l'entrée de l'air dans les poumons ou à la dilatation du thorax, qu'il existe ou non dans cette cavité, est également propre à produire la difficulté de la respiration.

7° J'appelle *respiration complète* celle à laquelle les deux poumons concourent également ; elle est caractérisée par l'égalité de force et d'étendue dans les mouvements du thorax. J'appelle *respiration incomplète* celle dans laquelle un côté reste immobile en totalité ou en partie, ou se meut beaucoup moins que le côté opposé.

Ce signe est un des plus certains et des plus constants que puisse fournir l'examen des mouvements de la poitrine ; il appartient presque exclusivement aux maladies des organes de cette cavité ; il suffit quelquefois pour indiquer l'existence d'une pleurésie ou d'une pneumonie chez les enfants ; il peut dans tous les cas dispenser de questions oiseuses, de recherches inutiles et fatigantes pour le malade, en montrant de suite quel est le siége de la maladie. Il dépend tantôt d'une phlegmasie du poumon, tantôt d'un épanchement : une simple pleurodynie peut aussi le produire. Il n'est pas rare de rencontrer des individus qui le présentent quoiqu'ils jouissent d'une santé parfaite ; mais il est alors le résultat d'une maladie antérieure qui a déterminé des adhérences nombreuses et serrées entre les deux feuillets de la plèvre. Peut-être aussi cette difficulté ou cette impossibilité des mouvements tiennent autant à ce que le tissu du poumon est devenu moins perméable qu'à ces adhérences contre nature.

8° Nous avons dit quel était cet état de la respiration dont le nom d'*abdominale* suffit seul pour donner une idée. Le ventre s'élève dans l'inspiration, s'abaisse dans l'expiration, et les côtes n'exécutent aucun mouvement. C'est lorsque les deux poumons sont complètement devenus impropres à la respiration qu'on observe ce phénomène : il est des plus fâcheux, et présage ordinairement la mort. Cependant la respiration devient naturellement abdominale chez un grand nombre de vieillards ; ils ont les cartilages des côtes ossifiés par les progrès de l'âge, et chez eux la résistance de ces parties s'oppose à l'effet de l'action musculaire, déjà affaiblie.

9° La respiration *thoracique*, c'est-à-dire celle à laquelle le diaphragme ne concourt pas, et qui n'est effectuée que par l'élévation des côtes, s'observe dans tous les cas de phlegmasie intense, étendue, des organes abdominaux, ou quand cette cavité est distendue par le produit de la conception ou quelque production accidentelle.

Tels sont les changements que peuvent éprouver les mouvements de la poitrine dans leur rhythme, leur facilité, leur étendue et leur simultanéité. Les autres modifications de la respiration se rapportent ou aux qualités de l'air expiré, ou au bruit qu'il produit soit en entrant dans la poitrine soit en s'en échappant. Nous en parlerons ailleurs.

CHAPITRE II.

DE LA PERCUSSION.

§ Ier.

Ce mode d'exploration , imaginé par Avenbrugger, perfectionné par Corvisart, a été long-
temps le seul mis en usage, et sous la main d'un
praticien exercé il contribuait puissamment à
la certitude du diagnostic des maladies de la poitrine. Depuis la découverte de l'auscultation, il
n'a rien perdu de ces avantages, et ce serait une
erreur de croire qu'à l'aide du stéthoscope on
peut se dispenser de l'employer.

Dans l'état sain, la cavité de la poitrine, presque entièrement remplie par les poumons, toujours plus ou moins distendus par l'air, rend,
lorsqu'on la percute, un son assez analogue à
celui que l'on obtient en frappant un tonneau
vide. (Cette comparaison, quoique inexacte, est la
plus juste que j'aie pu trouver.) C'est au moyen
employé pour s'assurer des qualités de ce son
qu'on a donné le nom de *percussion*.

Le son que rend la poitrine quand on la frappe
est toujours proportionné à la capacité de cette

cavité, à l'épaisseur et à l'élasticité de ses parois, mais n'a pas le même caractère dans tous les points. Il varie nécessairement, 1° suivant que l'on frappe sur un plan recouvert de peu de parties molles, ou bien charnu et épais; 2° suivant l'état de maigreur, d'embonpoint ou d'infiltration qu'offrent les sujets; 3° suivant la posture du malade; 4° enfin, suivant la manière de pratiquer la percussion.

Toutes ces différences, considérées sur un sujet sain, doivent être bien connues pour bien apprécier les changements dus à la maladie.

1° *Suivant les points de la poitrine qu'on percute.* On obtient un son clair toutes les fois que l'on frappe sur une partie osseuse couverte par la peau seulement ou par des muscles minces et assez tendus pour transmettre le choc tout entier et ne point absorber une partie du son.

Les parties qui présentent cette disposition sont, antérieurement, les clavicules, lorsqu'elles ne sont pas trop élevées et éloignées du sommet du thorax; l'espace situé au-dessous jusqu'à deux ou trois pouces; toute la surface du sternum et les parties les plus voisines des cartilages des côtes. Dans le reste de la partie antérieure, les mamelles chez les femmes, la graisse qui recouvre la partie moyenne et inférieure du grand pectoral chez un grand nombre d'hommes, le voisinage du foie à droite, la présence du cœur à gauche, nuisent à la sonoréité naturelle du thorax.

Sur les côtés, on percute avec avantage dans le creux de l'aisselle, et jusqu'à trois pouces au-dessous. Mais depuis la quatrième côte, et quelquefois la troisième, jusqu'à la partie inférieure, le son est toujours moins clair à droite, à cause du voisinage du foie, tandis qu'à gauche il est souvent plus éclatant qu'il ne devrait l'être, par suite de la proximité de l'estomac, surtout lorsque ce viscère est fortement distendu par des gaz. La résonnance acquiert alors quelque chose de métallique.

En arrière, c'est le long des angles costaux qu'on obtient le son le plus distinct. Chez les sujets maigres, on peut encore percuter utilement sur les fosses sus et sous-épineuses, et sur l'épine de l'omoplate; mais on n'obtient aucun son en exerçant la percussion sur le plan musculeux épais qui remplit les gouttières vertébrales.

2° *Suivant l'état de maigreur, d'embonpoint ou d'infiltration du sujet.* On sent que, toutes choses égales d'ailleurs, la poitrine sera plus sonore chez un sujet maigre et à fibres sèches que chez un individu surchargé d'embonpoint ou dont les chairs seraient molles et flasques; et qu'elle ne rendrait aucun son sur un malade dont les parois thoraciques seraient infiltrées.

3° *Suivant la posture du malade.* Plus la poitrine sera isolée, moins le son que l'on obtiendra sera altéré ; il ne faudra donc point percuter quand le thorax sera couvert de vêtements épais ou enfoncé dans des oreillers ou des matelas très mous.

Le malade devra être assis, les deux bras portés en arrière, quand on examinera la partie antérieure; on les fera élever sur la tête pour percuter les parties latérales, et croiser sur la poitrine, en recommandant au malade de voûter son dos et de pencher le haut du corps en avant, quand on frappera le dos. Ces différentes positions ont pour but de tendre les muscles qui recouvrent les parois du thorax. Il n'est pas toujours possible de faire exécuter au malade cette espèce de manœuvre : on le fait alors coucher sur le dos, bien à plat; on relève ses bras sur la tête, et on examine dans cette position les parties latérales et antérieures du thorax; mais les résultats qu'on obtient ainsi sont toujours moins tranchés et moins certains. D'après M. *Laennec*, l'étroitesse de l'alcôve et le peu d'étendue de la chambre qu'occupe le malade influent sur les qualités du son.

4° *Suivant la manière de pratiquer la percussion.* Cette opération, en apparence si simple, exige pour être vraiment utile un grand nombre de précautions. Nous allons indiquer la manière d'y procéder.

On réunit et l'on rapproche les extrémités de tous les doigts à demi fléchis, ou bien on les accole sur un même plan, de manière qu'ils ne se dépassent pas mutuellement. On frappe avec une force modérée, égale, sur des parties semblables, dans le même sens et dans la même étendue, en faisant tomber ses doigts perpendiculairement au plan qu'on percute.

Une percussion trop forte serait douloureuse; inégale, elle ne donnerait aucun résultat dont on pût tenir compte. Il en serait de même si l'on frappait sur des parties dissemblables, si l'on percutait tour à tour une côte et un espace intercostal, si les doigts portaient obliquement à droite, perpendiculairement à gauche, dans un espace double ou triple d'un côté, et deux ou trois fois moins étendu du côté opposé, puisque chacune de ces variations doit nécessairement modifier le son. Il est aussi nécessaire de ne pas examiner de suite tous les points d'un même côté avant de passer à l'examen du côté opposé : on s'expose par là à perdre le souvenir des résultats que l'on a obtenus; il vaut mieux percuter tour à tour les parties correspondantes de chaque côté.

Pour remplir toutes ces conditions, dont aucune n'est superflue, il faut frapper, autant que possible, avec la même main, et la placer dans le même sens relativement à la partie qu'on percute.

La percussion pratiquée avec la main étendue a quelquefois des avantages, soit qu'on veuille connaître à la fois le son d'une grande partie du thorax, soit que les parois de cette cavité soient trop épaisses pour que l'on puisse s'y prendre autrement ; mais il faut avoir soin d'éviter que l'air emprisonné entre la main et le thorax ne rende un son propre à masquer celui que produit la poitrine elle-même. On laissera de plus la main appliquée sur l'endroit que l'on a frappé : on sentira par ce moyen si le frémissement qui résulte de l'élasticité du poumon existe encore ou a cessé de se produire. Souvent des coups légers, donnés avec un stéthoscope ou un autre corps solide de forme convenable, sont le meilleur moyen d'obtenir des sons appréciables.

§ II.

Dans l'état de maladie, le son fourni par la poitrine est souvent altéré. Ces altérations sont au nombre de quatre. Le son peut être *sourd*, *obscur*, *nul* ou *plus clair* que dans l'état naturel. Ces noms seuls indiquent la nature de ces altérations : il ne reste qu'à exposer leurs causes.

Toutes les fois que le poumon perdra de son

élasticité, s'engouera, sans perdre pourtant tout-
à-fait sa perméabilité, le son deviendra sourd
ou obscur, suivant que l'engorgement du tissu
pulmonaire sera plus ou moins considérable.
Ainsi donc un catarrhe intense, le premier degré
de la pneumonie, l'œdème du poumon, produi-
ront cette altération.

Le son devient nul dans deux circonstances :
1° lorsque le poumon perd complètement sa
perméabilité, que son tissu devient dense, analogue à celui du foie par suite d'une exhalation
abondante de sang dans ses aréoles, et de la
combinaison de ce liquide avec son tissu ;
2° lorsqu'il se trouve comprimé, refoulé par
quelque production accidentelle développée dans
son épaisseur ou dans la cavité de la plèvre, ou
lorsque cette cavité est remplie par un liquide
quelconque.

Dans l'un et l'autre cas, une plus ou moins
grande partie du côté affecté peut encore jouir
de sa sonoréité, suivant que l'hépatisation, la
tumeur accidentelle, l'épanchement, seront plus
ou moins considérables.

Enfin le son acquerra une intensité plus grande
que dans l'état naturel, lorsque le tissu pulmonaire sera, pour ainsi dire, raréfié, ou lorsque
la cavité de la plèvre sera occupée par de l'air ou
tout autre corps gazeux.

Si je n'ai point parlé de la percussion sur la région précordiale en particulier, dans les cas de maladie du cœur, c'est qu'il est rare de rencontrer des hypertrophies assez considérables pour déterminer la matité parfaite, et que, dans les cas où le son est simplement obscur, on ne peut rien en conclure, faute de pouvoir établir une comparaison exacte entre cette partie et la même du côté opposé. Cette remarque est juste, si on n'a pas eu occasion de voir et de percuter le malade; mais, si l'on peut comparer l'état actuel avec l'état antérieur, et qu'il offre quelques différences sous le rapport de la sonoréité, la percussion fournit alors des signes précieux et très utiles au diagnostic.

Les signes fournis par la percussion sont d'une grande valeur ; cependant on ne doit pas toujours s'y arrêter ; il peut arriver que la sonoréité de la poitrine soit altérée par des causes étrangères aux dispositions des organes de cette cavité. Ainsi toute tumeur volumineuse développée dans le ventre, la grossesse, l'ascite, diminuent cette sonoréité en rétrécissant la cavité thoracique, et en refoulant les poumons; mais jamais une cause tout-à-fait indépendante des organes pectoraux ne peut produire une matité complète.

CHAPITRE III.

DE L'AUSCULTATION.

On donne le nom d'*auscultation* à l'examen fait au moyen de l'oreille, des différents bruits que produisent dans la cavité de la poitrine la circulation de l'air, le retentissement de la voix ou les battements du cœur.

L'auscultation peut être *immédiate* et *médiate*.

L'auscultation immédiate est celle que l'on pratique en appliquant l'oreille nue sur les différents points de la poitrine. Incommode, désagréable pour le malade et le médecin, elle est en outre loin de donner les résultats qu'elle semble promettre. Les bruits qu'elle fait connaître n'ont jamais une netteté parfaite; transmis par toute la surface de la tête, qui est en contact avec la poitrine, ils ont trop de force pour qu'on puisse en apprécier les nuances, et ils se confondent tous sans qu'il soit possible de distinguer exactement l'endroit où chacun d'eux se produit.

[1] Presque tous ces détails sur l'auscultation sont empruntés à l'ouvrage de M. le professeur Laennec; souvent même j'ai conservé les expressions de l'auteur, dans la crainte de nuire à la clarté de l'exposition des faits.

Il est d'ailleurs difficile que la tête suive les mouvements d'élévation et d'abaissement de la poitrine, et les frottements qui en résultent ajoutent encore à la confusion. Enfin, quand elle serait bonne dans certains cas, elle ne serait pas applicable à tous : l'oreille ne peut être placée sur tous les points du thorax, particulièrement chez les femmes, auprès desquelles la décence seule suffirait pour interdire ce mode d'exploration. Ce sont sans doute ces nombreux inconvénients qui ont empêché de recourir plus fréquemment à ce moyen, et qui ont retardé la découverte d'une méthode simple et facile dans son exécution, et que M. *Laennec* nous a démontrée si féconde en résultats, si avantageuse, je dirais même si nécessaire dans la pratique de la médecine.

Si ce savant professeur dut, pour ainsi dire, à un heureux hasard ses premières idées, il sut reconnaître bientôt les immenses avantages que devait procurer ce moyen, il devina son importance et son utilité. Imaginer un instrument, procéder à une longue suite de recherches, recueillir un grand nombre d'observations minutieuses dans leurs détails, vérifier par les autopsies le diagnostic porté au lit des malades, coordonner les faits, chercher l'explication la plus vraisemblable des phénomènes nouveaux qu'il rencontrait chaque jour, publier sur ce sujet un livre auquel les expériences répétées des nombreux partisans de sa méthode ajouteront difficilement quelques pages, tout cela a été pour lui l'ouvrage de trois années.

Je ne décrirai point ici le stéthoscope, cet instrument est trop connu pour que j'entre dans ces détails. Il suffira de dire que M. *Laennec* a constaté par de nombreuses expériences que la forme cylindrique était la meilleure ; qu'il fallait ne pas employer à la confection du cylindre un bois trop léger ou trop dense ; qu'on devait lui donner une longueur d'un pied, un diamètre de quinze lignes, le percer d'un canal de trois lignes, creuser une de ses extrémités en cône, et y adapter au besoin un pavillon ou en-bout.

Pour se servir du stéthoscope, on doit le tenir comme une plume à écrire, l'extrémité des doigts rapprochée de celle de l'instrument, de manière à sentir à la fois et le bout du cylindre et le point de la poitrine sur lequel on l'applique, le faire porter sur ce point par toute sa surface, en sorte qu'il soit parfaitement perpendiculaire ; et dans le cas où un amaigrissement excessif aurait rendu les espaces intercostaux concaves et les côtes saillantes, remplir cette concavité avec de la charpie ou tout autre corps mou.

L'oreille appuiera plus ou moins fortement

sur l'extrémité opposée à celle qui porte l'en-
bout. L'usage apprend les cas dans lesquels il
faut l'appliquer légèrement, et ceux où il faut
presser avec une certaine force.

On devra débarrasser le malade d'une partie des
vêtements qui le couvrent, s'ils sont trop épais,
ou faits avec des tissus, tels que la laine et la
soie, capables de produire par le frottement quelques bruits semblables à ceux que le cylindre fait
entendre. Dans l'examen de la respiration surtout, on ne s'en rapportera pas aux premiers instants de l'exploration : le bourdonnement résultant de l'application de l'instrument, la crainte,
la gêne, l'embarras du malade, les battements du
cœur, nuisent à la production des bruits, ou empêchent de les bien saisir.

L'instrument sera garni de son en-bout pour
explorer les battements du cœur et les phénomènes produits par la voix ; on l'en séparera pour
écouter le bruit de la respiration ou ceux dont
le cœur est quelquefois le siége. Il peut être appliqué avec la même facilité sur tous les points
de la poitrine.

Les phénomènes que cette exploration fait connaître sont *naturels* ou *pathologiques*. Les phénomènes naturels sont ceux qui existent dans l'état
sain des organes ; il faut d'abord les étudier,
afin de ne pas les confondre avec ceux que pro-

duit la maladie, et de pouvoir tenir compte de leur absence et bien apprécier leurs changements.

§ Ier.

PHÉNOMÈNES NATURELS.

Ces phénomènes diffèrent suivant qu'ils sont fournis par la respiration, par la voix ou par le cœur. Ils forment donc trois classes, qui vont être chacune l'objet d'un article séparé.

ART. Ier. Phénomènes naturels fournis par la respiration.

Ils offrent quelques variétés suivant, 1° les points que l'on examine, 2° la fréquence de la respiration, 3° l'âge, le sexe, les dispositions particulières des individus.

1° *Suivant les points que l'on examine.* Chez un homme sain, en appliquant le cylindre sur la poitrine, on entend, dans l'inspiration et l'expiration, un bruit léger, mais très distinct, qui indique la pénétration de l'air dans le tissu du poumon, et son expulsion.

Il est difficile de trouver une comparaison qui puisse donner une idée exacte de ce bruit ; car non seulement on entend la pénétration de l'air ou son expulsion, mais encore on distingue fort bien que cet air est reçu dans une suite de très petites cavités qui se développent pour l'admettre, et non dans une cavité unique et assez vaste.

Ce murmure est à peu près également fort dans tous les points de la poitrine, mais surtout dans ceux où les poumons sont le plus voisins de la surface de la peau, c'est-à-dire dans les parties supérieures latérales et postérieures inférieures. Le creux de l'aisselle et l'espace compris entre la clavicule et le bord du trapèze sont les points où il a eu le plus d'intensité.

Sur la trachée-artère, le larynx et la racine des poumons, le bruit respiratoire s'entend parfaitement, mais il a un caractère particulier qui fait reconnaître qu'il se passe dans un conduit plus vaste que les cellules aériennes. On ne distingue plus le déploiement du tissu pulmonaire, et l'air semble être attiré du cylindre dans l'inspiration et repoussé dans l'expiration. On peut comparer exactement cette respiration, que nous appellerons *trachéale*, au bruit d'un soufflet.

2° *Suivant la fréquence.* Le murmure de la respiration est d'autant plus bruyant qu'elle est plus fréquente. Une inspiration lente et profonde s'entend quelquefois à peine ; aussi faut-il avoir soin de recommander aux personnes qu'on examine de respirer comme si elles étaient légèrement essoufflées.

3° *Suivant les âges, les sexes,* etc. Chez les en-

mais sourde, confuse, et presque égale dans tous les points ; elle est claire et bien distincte chez les individus dont la voix a un timbre aigu, chez les femmes, chez les enfants.

Enfin, la voix agitée et tremblante ne la transmet que faiblement, et elle est tout-à-fait nulle dans les cas d'aphonie.

ART. III. *Phénomènes naturels fournis par le cœur.*

Ils se divisent en quatre classes, et comprennent, 1° l'étendue des battements du cœur, 2° le choc qu'ils communiquent, 3° le bruit qui les accompagne, 4° leur rhythme.

1° *Étendue des battements du cœur.* Dans l'état sain, chez un homme d'un embonpoint médiocre et dont le cœur est dans de bonnes proportions, les battements ne se font entendre que dans la région précordiale, c'est-à-dire dans l'espace compris entre les cinquième et septième côtes sternales gauches, et sous la partie inférieure du sternum. Les mouvements des cavités gauches se font particulièrement sentir dans le premier point, ceux des droites dans le second. Quand le sternum est court, les battements sont encore sensibles dans l'épigastre.

Chez les sujets très gras, dont les battements du cœur ne peuvent être sentis avec la main, l'espace dans lequel on peut les saisir à l'aide du cylindre est quelquefois restreint à une surface d'environ un pouce carré.

Les sujets maigres, ceux dont la poitrine est étroite, offrent une disposition tout opposée. Les battements du cœur ont plus d'étendue ; on les sent dans le tiers ou même les trois quarts inférieurs du sternum ; quelquefois sous la totalité de cet os, à la partie supérieure gauche de la poitrine jusqu'à la clavicule, et même au-dessous de la clavicule droite. Quand l'étendue des battements du cœur se borne là chez les sujets qui réunissent les conditions que nous avons indiquées, et qu'ils sont moins sensibles sous les clavicules que dans la région précordiale, le cœur est encore dans de bonnes proportions.

2° *Le choc*. J'entends par *choc* la sensation de soulèvement ou de percussion que font éprouver les battements du cœur à l'oreille de l'observateur. Il est distinct avec le cylindre, quand la main, appliquée sur la région du cœur, ne sent rien. Ce choc est très peu marqué chez un homme sain, surtout quand il est d'un embonpoint un peu considérable. Il se fait ordinairement sentir dans la région précordiale et la moitié inférieure du sternum au plus, et toujours avec plus de force entre les cartilages des cinquième et sixième côtes ; partie à laquelle correspond la pointe du cœur.

3

Sa force varie à l'infini suivant la constitution du sujet ; aussi est-il difficile de la rapporter à un type unique. L'habitude apprend à distinguer si elle est plus ou moins intense qu'elle ne le devrait ; du reste, elle doit être un peu moins grande pour le ventricule droit que pour le gauche.

3° *Le bruit.* Les contractions alternatives des diverses parties du cœur rendent un son insensible dans l'état sain, mais facilement percevable par le cylindre, quel que soit le peu de force et de volume de l'organe.

Dans l'état naturel, ce bruit est double, et chaque battement du cœur correspond à deux sons successifs : l'un clair, brusque, analogue au claquement de la soupape d'un soufflet, correspond à la systole des oreillettes ; l'autre, plus sourd, plus prolongé, coïncide avec le battement artériel, ainsi qu'avec la sensation du choc indiquée dans l'article précédent : il est produit par la contraction des ventricules.

Le bruit des cavités droites se fait entendre à la partie inférieure du sternum, celui des cavités gauches entre les cartilages des côtes. Il est toujours plus fort à la région précordiale que dans les autres points de la poitrine, où il peut devenir distinct chez les sujets qui, bien portants d'ailleurs, ont un cœur à parois minces. On observe aussi chez eux que le bruit des oreillettes est plus sonore sous les clavicules que celui des ventricules; ce qui n'existe pas à la région précordiale.

Chez les personnes dont les plèvres et les bords antérieurs des poumons se prolongent au-devant du péricarde, le bruit de l'oreillette est plus sourd et plus obtus que celui des ventricules, sans cesser cependant d'être distinct. Cela tient sans doute à ce qu'il est masqué par le murmure de la respiration, ou par celui que produit l'air exprimé, pour ainsi dire, de cette portion du poumon par la compression que le cœur exerce sur elle dans ses battements.

4° *Le rhythme.* Nous entendons par *rhythme* l'ordre des contractions des diverses parties du cœur, telles qu'elles se font entendre et sentir sous le cylindre, leur durée respective, leur succession, et en général leurs rapports entre elles.

Chez un homme sain et dont le cœur est dans les conditions les plus favorables au libre exercice de toutes les fonctions, au moment où l'artère vient frapper le doigt, l'oreille, appliquée sur le cylindre, est légèrement soulevée par un mouvement du cœur isochrone à celui de l'artère, et accompagné d'un bruit un peu sourd : c'est la contraction du ventricule. Immédiatement après, et sans aucun intervalle, un bruit plus éclatant, plus court, annonce la contraction de l'oreillette : aucun mouvement sensible à l'oreille n'accompagne

3.

ce bruit. Un intervalle de repos lui succède : cet intervalle, quoique court, est bien marqué. Après lui une nouvelle contraction complète du cœur se fait sentir.

La durée respective des contractions des oreillettes et des ventricules paraît déterminée assez exactement de la manière suivante : sur la durée totale du temps dans lequel se fait une contraction et un repos complet du cœur, un tiers à un quart est rempli par la systole des oreillettes, un peu moins d'un quart par le repos absolu, le reste par la contraction des ventricules.

Ces rapports existent, quelles que soient la vitesse ou la lenteur, la fréquence ou la rareté des mouvements, quand l'organe est sain et bien proportionné.

§ II.

PHÉNOMÈNES PATHOLOGIQUES.

Nous appellerons *phénomènes pathologiques* les altérations, les modifications des phénomènes naturels déterminées par une lésion quelconque de l'organe dans lequel on les observe. Nous les rapporterons à quatre divisions principales.

Phénomènes fournis, 1° par la respiration, 2° par la voix, 3° par la respiration et la voix, 4° par le cœur.

ART. Ier. Phénomènes fournis par la respiration.

La respiration peut être plus forte que dans
l'état physiologique, plus faible, tout-à-fait nulle
ou analogue à la respiration que nous avons appelée *trachéale*. Elle peut être pure ou mêlée de
divers râles.

Lorsque la respiration devient plus forte que
dans l'état sain, elle prend le caractère de celle
des enfants, et a été nommée, pour cette raison,
par M. Laennec, *respiration puérile*. Ce n'est jamais une lésion du poumon ou de la portion du
poumon dans laquelle on l'observe qui détermine cette augmentation d'intensité du bruit
respiratoire. Elle ne se rencontre que dans des
parties saines dont l'action est momentanément
augmentée pour suppléer à celle des parties malades. Ainsi, dans la pneumonie, il n'est pas rare
de trouver la respiration puérile dans les portions
que la maladie n'occupe pas. Cependant on voit
cette exagération de la respiration coïncider avec
une grande dyspnée dans quelques cas d'asthme
et de suffocation hystérique : il est difficile de se
rendre compte de cette anomalie. Nous avons
encore observé trois fois une respiration plus forte
que dans l'état sain, dans des parties qui, le len-
demain, ont été envahies par une pneumonie.
Cette respiration n'était pas véritablement une

respiration puérile ; elle paraissait se passer dans une vaste cavité située plus exactement au-dessous du cylindre , plus près de la surface du corps qu'elle ne l'est chez les sujets les plus maigres. Peut-être, dans ces trois cas, la péripneumonie occupait-elle déjà le centre de l'organe , et les vésicules les plus voisines de la surface étaient-elles seules encore propres à la respiration.

L'intensité du bruit respiratoire offrant une foule de variétés chez les sujets sains , ce n'est qu'en comparant diverses parties des organes pulmonaires qu'on peut juger de son affaiblissement. Cette comparaison est toujours facile , car rarement la respiration se trouve affaiblie dans tout un poumon ou dans les deux à la fois. L'intensité du bruit offre une foule de degrés depuis l'affaiblissement léger jusqu'à la nullité la plus complète. Le peu d'étendue des mouvements du thorax paraît être, le plus ordinairement, la cause de l'affaiblissement ; souvent aussi il tient à l'obstruction incomplète des ramifications bronchiques de moyen calibre par l'engorgement de leur membrane , ou par la présence de la matière des crachats. On le trouve aussi dans les cas de fausses membranes encore molles et commençant seulement à s'organiser.

La nullité de la respiration peut reconnaître plusieurs causes. Elle a lieu si le poumon est devenu imperméable à l'air, ou s'il s'est interposé entre lui et les parois thoraciques un liquide, ou tout autre corps accidentellement développé, qui empêche le bruit de se transmettre. Elle s'observe rarement dans toute l'étendue d'un côté du thorax. Les clavicules et le voisinage de la racine du poumon sont les points où on la rencontre le plus rarement; peut-être même ne la trouve-t-on jamais dans la dernière de ces parties.

La respiration trachéale, dont nous avons donné la description en parlant des phénomènes naturels, se rencontre quelquefois dans des points autres que ceux où elle est observée dans l'état sain. Elle ne peut y exister sans qu'il se soit fait dans le poumon une excavation plus ou moins large communiquant librement avec les bronches, ou se continuant avec elles. Elle m'a paru due aussi à l'endurcissement du tissu pulmonaire hépatisé, qui peut transmettre jusqu'à l'oreille le mouvement de l'air dans les gros tuyaux bronchiques, mouvement plus bruyant alors à cause de l'impossibilité qu'apporte l'état d'induration du viscère à la pénétration de ce fluide dans les vésicules bronchiques.

Quelle que soit l'intensité du bruit inspiratoire, il peut être pur, ce qui indique que les bronches sont parfaitement libres, ou mêlé de râles. Nous entendons par *râle* tout bruit produit par la

circulation de l'air dans les bronches et les vésicules, autre que le murmure qu'elle détermine
dans l'état sain. Les râles occupent rarement tous
les points de l'organe; ils ne se font entendre,
le plus souvent, que dans une étendue peu considérable, et la respiration reste naturelle ou
même devient puérile dans les autres. Ils annon-
cent ou le rétrécissement de quelques parties des
tuyaux bronchiques, ou leur engouement par un
liquide quelconque, ou enfin celui des vésicules aériennes.

Leurs différences, leur éloignement ou leur
rapprochement, l'étendue qu'ils occupent font
connaître assez bien et le lieu où ces liquides
existent, et la plupart de leurs propriétés physi-
ques. A peu de distance de l'endroit qu'occupe
une lésion quelconque du poumon, le râle qui
la caractérise cesse de s'entendre, et la respiration peut être naturelle, quoique dans le voisinage d'une partie très profondément affectée.
Nous distinguerons quatre espèces de râles principaux : 1° le râle sonore sec, 2° le sibilant, 3° le
muqueux, 4° le crépitant.

Parmi ces râles, le plus grand nombre s'entend mieux pendant l'acte de la respiration;
d'autres sont plus distincts pendant la toux.
Chaque espèce peut exister seule, ou se trouver
réunie à deux ou trois autres, soit dans le même

point, soit dans des points différents. Les uns sont permanents pendant toute la durée de la période de la maladie, qu'ils servent à caractériser; les autres, pour ainsi dire intermittents, paraissent et disparaissent tour à tour, occupent tantôt un point, tantôt un autre; en sorte qu'ils peuvent manquer au bout d'un instant là où l'on venait de les entendre.

Râle sonore. Il consiste en un son plus ou moins grave, et quelquefois extrêmement bruyant, qui ressemble tantôt au ronflement d'un homme endormi, tantôt au son que rend une corde de basse que l'on frotte avec le doigt, assez souvent au roucoulement d'une tourterelle. Il paraît dû au rétrécissement des tuyaux bronchiques par l'engorgement de la membrane muqueuse, ou à un changement quelconque dans la forme de ces canaux, peut-être à l'épaississement des éperons qui se trouvent au point de division des bronches, épaississement que l'on observe presque constamment chez les sujets qui ont succombé pendant la durée d'un catarrhe soit aigu soit chronique.

Râle sibilant. Il ressemble à un sifflement prolongé, et accompagne soit la fin, soit le commencement de l'inspiration ou de l'expiration. Il est grave ou aigu, sourd ou sonore. Ces deux variétés se rencontrent quelquefois ensemble dans diverses parties du poumon, ou se succèdent dans le même point à des intervalles plus ou moins rapprochés. Il tient à la présence d'une mucosité peu abondante, mais ténue, visqueuse, obstruant plus ou moins complètement les petites ramifications bronchiques que l'air est obligé de traverser pour arriver dans les vésicules.

Il me paraît indiquer une altération du poumon plus profonde que le premier, c'est-à-dire occupant des rameaux plus déliés; aussi, quand il s'entend dans une grande partie de l'organe, est-il accompagné de plus de gêne dans la respiration. C'est lorsque le râle sibilant existe qu'on observe de ces crachats muqueux offrant des espèces d'arborisations, qui représentent à l'œil la forme, le calibre et les ramifications des petits tubes bronchiques dont ils ont été chassés par les efforts de la toux.

Râle muqueux. Le râle muqueux, produit par le passage de l'air à travers des crachats accumulés dans les bronches ou dans la trachée, ou à travers la matière tuberculeuse ramollie, dénote par sa nature l'état onctueux sans ténacité du liquide qui engoue les voies aériennes. Tantôt il est faible et se produit à des intervalles éloignés, tantôt il est fort et continu. Dans le premier cas, on reconnaît que la colonne d'air ne

rencontre que de loin en loin les mucosités qui
le produisent ; dans le second, que les bronches
en sont presque entièrement remplies. Porté au
plus haut degré, il constitue le *gargouillement*.
C'est par ce nom qu'on désigne le murmure
bruyant que détermine l'agitation de la matière
tuberculeuse ou des crachats puriformes par
l'air qui les traverse.

Râle crépitant. Il consiste en un bruit que l'on
peut comparer avec exactitude à celui du beurre
bouillant ou du sel que l'on fait décrépiter dans
une bassine, ou enfin d'un morceau de poumon
sain desséché que l'on presse entre les doigts. Il
paraît dû à l'exhalation du sang dans les vésicules aériennes, exhalation qu'on observe dans
le poumon affecté du premier degré de la pneumonie, degré dont le râle crépitant est le signe
pathognomonique. Je tirerai une nouvelle preuve
de la réalité de cette cause d'un genre de lésion
analogue que l'on rencontre dans l'œdème du
poumon, et que caractérise une variété du
râle crépitant dont nous allons parler. Cette variété a des caractères bien tranchés, et si nous
n'en avons pas fait une espèce particulière de râle,
c'est qu'il est assez difficile de décrire exactement
ses différences, quoiqu'elles soient très sensibles
à l'oreille, et qu'il suffise d'avoir entendu ces
deux espèces de râles une fois pour ne pas les

confondre. Le nom de *sous-crépitant,* que lui a donné M. Laennec, indique bien son caractère. En effet, ce râle est assez analogue au premier; mais il produit à l'oreille une sensation telle, qu'on reconnaît clairement que le liquide qui en est la cause a plus de ténuité et moins de plasticité que celui qui détermine le râle crépitant. A l'ouverture des sujets affectés d'œdème du poumon au moment de la mort, on trouve cet organe gorgé d'un liquide séreux, limpide, sans viscosité, qui remplit les bronches, les vésicules, est infiltré dans le tissu cellulaire interlobulaire et rend le poumon flasque et sans ressort.

Tels sont les différents râles qu'on entend au moyen du cylindre. On voit par leur description qu'ils ne peuvent être méconnus, et offrent chacun des caractères bien tranchés; mais souvent leurs différences sont beaucoup moins sensibles, et des nuances que l'habitude apprend à saisir, et que des mots ne sauraient exprimer, établissent une espèce de transition entre chacun d'eux, et indiquent une lésion mixte plus ou moins rapprochée de telle que de telle autre.

ART. II. Phénomènes pathologiques fournis par la voix.

Les phénomènes pathologiques fournis par la

voix sont de trois sortes : la résonnance, la pectoriloquie et l'égophonie.

Résonnance. J'entends par *résonnance* un retentissement de la voix plus sonore que dans l'état
naturel, ou existant dans un endroit où il n'a
pas lieu dans l'état sain.

La résonnance n'a rien d'articulé ; ce n'est
qu'un son confus, qui semble à peine s'intro-
duire dans l'extrémité du cylindre au-dessous de
laquelle il a lieu, et jamais ne paraît en traverser le canal pour arriver à l'oreille de l'observateur.

L'endurcissement du tissu pulmonaire, sa
compacité, produite soit par un amas de tubercules crus, soit par un travail inflammatoire, me
paraissent en être cause, en rendant le poumon
plus propre à transmetre le murmure de la voix
dans les bronches.

Ce symptôme, ordinairement peu important,
acquiert quelquefois une assez grande valeur par
la comparaison entre les deux côtés de la poitrine, et par sa coexistence avec des phénomènes
obtenus par d'autres modes d'exploration.

Pectoriloquie. On dit qu'un malade présente
la pectoriloquie quand sa voix, assez distincte-
ment articulée, semble sortir directement par le
point de la poitrine sur lequel est appliqué le
cylindre, et passer par son canal central.

La pectoriloquie est *parfaite*, *imparfaite* ou *douteuse*.

La pectoriloquie *parfaite* est celle qui présente tous les caractères que nous venons d'indiquer, c'est-à-dire celle dans laquelle la voix est nette, bien articulée, traverse le cylindre, et arrive à l'oreille de l'observateur soit avec son timbre naturel, soit avec un timbre plus fort.

La pectoriloquie est *imparfaite* quand la voix articulée retentit avec force sous le cylindre, paraît rapprochée de l'oreille, sans cependant traverser le tube entier.

Enfin, on dit que la pectoriloquie est *douteuse* lorsque la voix paraît aigre, tourmentée à la manière de celle des ventriloques, et ne traverse pas le tube; elle se rapproche de la simple résonnance.

La pectoriloquie imparfaite et la pectoriloquie douteuse ne méritent confiance que quand elles existent d'un côté seulement, ou quand on peut y joindre d'autres signes tirés de l'examen de la respiration.

La pectoriloquie la plus parfaite peut quelquefois prendre momentanément les caractères de la pectoriloquie imparfaite ou douteuse; elle peut aussi disparaître de temps en temps, devenir, pour ainsi dire, intermittente : nous dirons dans quelles circonstances, après avoir exposé les causes de la pectoriloquie.

Ce phénomène est toujours dû à la présence, dans le poumon, d'excavations communiquant librement avec les bronches et vides complètement ou en partie. Il peut se rencontrer dans tous les points de la poitrine ; mais ceux où on l'observe le plus fréquemment sont, le dessous de la clavicule, le creux de l'aisselle, l'espace compris entre la clavicule et le trapèze, les fosses sous et sus-épineuses. Ces parties correspondent toutes au sommet de l'organe, et c'est là en effet que s'observent le plus souvent les excavations produites par la fonte des tubercules.

La pectoriloquie offre quelques variétés dues au timbre de la voix, à la grandeur des excavations, à leur forme, à la fermeté ou à la mollesse de leurs parois, à leur adhérence à la plèvre costale ou à leur défaut d'adhésion ; enfin, à la facilité ou à la difficulté avec laquelle l'air y pénètre.

1° Plus la voix est aiguë, plus la pectoriloquie est évidente ; elle est presque toujours imparfaite et quelquefois douteuse chez les personnes à voix grave. L'aphonie ne la fait pas disparaître complètement, et souvent il arrive, dans ce cas, qu'on distingue mieux ce que dit le malade avec le cylindre appliqué sur le point de la poitrine où existe l'excavation qu'avec l'oreille nue et placée à la même distance.

2° Pour que la pectoriloquie soit parfaite, il

faut que l'excavation n'ait qu'une étendue médiocre. Dans les cavernes très vastes, la pectoriloquie se change en un son plus fort, plus grave,
analogue à la voix transmise à quelques distance par une trompe ou un cornet de papier.
Dans les cavernes très petites, elle est souvent
douteuse, surtout quand l'excavation est cen-
trale et enveloppée de toutes parts de parties
encore facilement perméables à l'air.

3° La disposition anfractueuse des cavités, ou
la communication directe d'un grand nombre
d'excavations entre elles, donnent à la pectoriloquie quelque chose d'étouffé et de confus. La
voix paraît mal articulée.

4° Plus les parois des excavations sont fermes,
minces, plus la pectoriloquie est parfaite. Lorsqu'un travail de cicatrisation a déterminé la formation d'une membrane analogue aux fibro-car-
tilages sur toute la surface d'une de ces ulcé-
rations, la pectoriloquie acquiert un timbre
métallique, quelquefois tellement bruyant qu'il
nuit à la netteté de la perception des sons.

5° Une excavation placée à la surface du poumon, et dont la paroi mince n'adhère pas à la
plèvre costale et s'affaisse dans l'expiration, ne
donne pas la pectoriloquie : on reconnaît son
existence à d'autres caractères. Au contraire,
une excavation superficielle, à parois minces,

adhérentes, donne une pectoriloquie éclatante dont la force fatigue l'oreille.

6° Moins l'excavation contient de liquide, plus la pectoriloquie est évidente, parcequ'alors la communication avec les bronches est ordinairement large, et permet à l'air un libre accès. Cependant cette communication peut être détruite pendant un temps plus ou moins long, et plus ou moins complètement, par la stagnation de la matière des crachats dans les tuyaux bronchiques : c'est là ce qui rend quelquefois la pectoriloquie parfaite douteuse, et lui donne ce caractère intermittent qu'il n'est pas rare d'observer. Il est des jours où l'on trouve à peine un pectoriloque dans les salles où la veille on en comptait un grand nombre ; on observe alors que, chez la plupart, l'expectoration a été peu abondante ou tout-à-fait nulle.

La pectoriloquie est due au retentissement de la voix dans les excavations. Cependant je vais citer des faits qui prouveront que, bien que la pectoriloquie soit le signe pathognomonique de l'existence d'une cavité accidentelle dans le poumon, elle peut se produire, sans que cette altération existe, dans des circonstances propres à augmenter le retentissement naturel de la voix dans les bronches, ou du moins qu'il se manifeste alors un phénomène qui

ressemble presque parfaitement à la pectoriloquie.

Six malades furent amenés à l'hôpital Necker
à des époques assez rapprochées ; ils étaient affectés de péripneumonie occupant le lobe supérieur
d'un des poumons. Tous présentèrent une pectoriloquie évidente dans le sommet de la poitrine,
lors du passage de la première à la deuxième période, et pendant toute la durée de celle-ci. Deux
moururent : le premier pendant l'état aigu de la
maladie ; on trouva à l'autopsie un seul foyer
purulent très petit, placé au centre du sommet
de l'organe, et qui me parut entièrement rempli
par le pus, et par conséquent sans communication avec les bronches : le reste du lobe était hépatisé et très dense. Le second succomba après
quelques mois d'un état maladif, dans lequel il
présenta la plupart des symptômes du troisième
degré de la phthisie pulmonaire. Il était resté pectoriloque à un haut degré, et rendait une assez
grande quantité de crachats suspects. Chez lui le
sommet du poumon fut trouvé creusé de plusieurs vastes cavernes communiquant largement
entre elles, et tapissées par une pseudo-membrane
mince, mais assez ferme pour qu'on pût en en-
lever des lambeaux. (La maladie avait duré trois
mois.) Le reste du lobe était passé à l'état d'hépatisation grise, et avait acquis une densité re-

marquable. On ne rencontra de tubercules dans aucun viscère, ni dans la portion endurcie. Les quatre autres malades, qui guérirent dans un espace de temps assez court, cessèrent d'être pectoriloques avant leur sortie de l'hôpital; et, à mesure que la respiration revenait, que le poumon recouvrait sa perméabilité, le phénomène s'affaiblissait chez eux. Pendant toute la durée de leur maladie, leurs crachats furent simplement muqueux, ou visqueux et tenaces, ou pituiteux, mais jamais purulents ou puriformes.

D'après ces observations, ne paraît-il pas démontré que, dans le cas d'hépatisation, de condensation du tissu pulmonaire, la pectoriloquie peut exister plus ou moins parfaite, si la portion ainsi endurcie est avoisinée par la trachée-artère et en contact avec elle, ou parcourue par de gros tuyaux bronchiques? Le tissu pulmonaire, par sa densité acquise, est devenu plus propre à recevoir et à transmettre les vibrations des corps voisins et de ceux qu'il entoure.

M. *Cruveilhier* avait fait aussi cette observation, et l'a exposée publiquement dans sa leçon sur la pneumonie, faite à la Faculté de médecine de Paris, à l'occasion du concours pour l'agrégation.

Égophonie. L'égophonie, ou pectoriloquie chevrotante, est une forte résonnance de la voix,

4.

mais plus aiguë, plus aigre que celle du malade,
en quelque sorte argentine, saccadée, et tremblotante comme celle d'une chèvre.

Ce phénomène peut se produire dans toute
l'étendue de la poitrine, d'un côté seulement,
ou des deux côtés à la fois ; mais il est rare qu'il
ne soit pas borné à un espace assez circonscrit,
dont la colonne vertébrale, le bord interne de
l'omoplate, son angle inférieur et son bord externe forment les limites. Quand il existe des
deux côtés à la fois, il est difficile de décider
s'il est le produit de la maladie. Chez quelques
sujets, la résonnance naturelle de la voix à la
racine du poumon a ce caractère aigre et che-
vrotant.

L'égophonie varie beaucoup dans sa force et
dans son étendue ; mais, quelque faible qu'elle
soit, elle me paraît indiquer toujours avec certitude l'existence d'une quantité médiocre de liquide dans la cavité de la plèvre, ou celle de
pseudo-membranes assez épaisses et encore
molles.

Quand l'épanchement devient trop abondant
ou trop peu considérable, elle cesse d'exister. Je
ne l'ai jamais trouvée lorsque l'exhalation du liquide se faisait très rapidement, et que le côté
affecté était rempli presque subitement.

Ce phénomène peut-il s'expliquer par le frémissement de la voix à la surface du liquide, comme le pensait autrefois M. *Laennec?* ou est-il dû à l'aplatissement des bronches, comme il l'enseigne aujourd'hui?

Une femme présenta l'égophonie à un haut degré vers la racine de l'un et l'autre poumon tour à tour ; elle mourut. On ne trouva point de liquide épanché ; l'aplatissement des bronches n'était pas bien évident.

Une autre succomba après de longues souffrances. Depuis près de trois ans, elle était pectoriloque dans tout le sommet du poumon, et égophone à la racine de l'organe, dans un espace très circonscrit. Il n'y avait pas d'épanchement, et, quoique enveloppées par un tissu pulmonaire assez dense, les bronches ne me parurent pas altérées dans leur forme. Un homme est enlevé par une pneumonie : la matité du son, la présence de l'égophonie, et l'absence de toute respiration, avaient fait croire à l'existence d'un épanchement dans la plèvre ; quatre heures avant sa mort le malade était encore égophone. Il n'y avait cependant point de liquide épanché, il existait seulement sur la racine du poumon une couche pseudo-membraneuse assez épaisse et très peu consistante. Les tuyaux bronchiques n'offraient rien de particulier. J'avouerai qu'il est fort difficile de reconnaître s'il y a ou non aplatissement de ces conduits ; ils ne sont pas naturellement cylindriques , et peut-être un degré très léger de resserrement peut-il déterminer l'égophonie.

Ces trois faits, uniques à ma connaissance, ne m'empêchent pas de croire que ce phénomène indique avec certitude un épanchement médio--crement abondant dans la plèvre; mais ils me paraissent suffisants pour faire rejeter la première explication de l'égophonie., et insuffisants pour prouver la vérité de la seconde.

ART. III. Phénomènes pathologiques fournis par la respiration et par la voix.

Respiration, résonnance et tintement métalliques. Ces trois phénomènes sont fort remarquables.

Disons d'abord quelles lésions ils font connaître , afin de rendre leur exposition plus facile à saisir.

Ces lésions sont, la communication fistuleuse de la cavité de la plèvre avec les bronches, et l'épanchement d'une certaine quantité d'air dans le sac formé par cette membrane ; un épanchement tout à la fois liquide et gazeux , avec ou sans communication; enfin, une très vaste excavation à parois minces, adhérentes et compactes.

La respiration et la résonnance métalliques existeront dans le premier cas , le tintement s'y joindra dans le troisième, ou se rencontrera seul, s'il n'y a pas de fistule bronchique.

Si l'on fait respirer fortement un malade chez lequel cette communication fistuleuse existe, l'air, en pénétrant dans la cavité pleurale, produit un murmure analogue à celui qu'on détermine en soufflant dans un vase de métal à ouverture un peu étroite.

Si on le fait parler, sa voix retentit sous le cylindre et résonne comme s'il parlait dans une citerne. Cette ressemblance est d'autant plus frappante, que quelquefois le phénomène se produit seulement à la fin de la phrase du malade, et semble être un écho.

Enfin, s'il existe un épanchement gazeux et liquide à la fois, et qu'on fasse relever le malade pour l'examiner, il arrive quelquefois qu'on entend un bruit de courte durée, analogue à celui que produit une goutte d'eau tombant dans une carafe aux trois quarts vide. Il semble qu'une goutte restée adhérente à la partie supérieure de la cavité s'en détache, et, retombant dans la partie inférieure qu'occupe alors l'épanchement, détermine ce bruit par son choc avec la masse du liquide.

Ces phénomènes ne manquent jamais de se produire de temps en temps au moins, pendant la durée des lésions qu'ils dénotent. Il est à peine nécessaire de dire que souvent on examine

plusieurs fois le malade avant d'avoir occasion
de les entendre. L'obstruction de la fistule, celle
des bronches dans lesquelles elle communique,
les font disparaître.

Il faut aussi, pour qu'ils soient évidents et bien
distincts, qu'il existe certaines proportions entre
l'épanchement liquide et l'épanchement gazeux.

L'agitation de l'air, son passage à travers une
ouverture étroite, et le retentissement de la voix
dans une cavité vaste et à parois fermes, à demi
solides et jouissant de la faculté de vibrer avec
force, rendent facilement raison de la respiration et de la résonnance métalliques. L'explication que j'ai donnée sur le tintement paraît assez
probable.

ART. IV. Phénomènes pathologiques fournis par le cœur.

Ces phénomènes pathologiques se rapportent,
comme les phénomènes naturels, 1° à l'étendue
dans laquelle on peut entendre les battements du
cœur à l'aide du cylindre, 2° au choc ou à la
force d'impulsion de l'organe, 3° à la nature et
à l'intensité du bruit que produisent ses contractions, 4° au rhythme suivant lequel ses différentes parties se contractent.

*Étendue.*L'étendue des battements du cœur peut

dépasser ses limites naturelles, ou se restreindre et se borner à une surface très petite.

Mais, avant d'entrer dans quelques détails à ce sujet, il est nécessaire d'établir une distinction entre l'étendue dans laquelle on entend les battements et celle dans laquelle on les sent.

C'est ordinairement dans l'ordre suivant que procède l'augmentation de l'étendue dans laquelle les battements du cœur se font entendre : 1° le côté gauche de la poitrine depuis l'aisselle jusqu'à la région correspondante à l'estomac ; 2° le côté droit dans la même étendue ; 3° la partie postérieure gauche de la poitrine ; 4° enfin, mais rarement, la partie postérieure droite. L'intensité du son est progressivement moindre dans la succession indiquée.

La possibilité d'entendre le cœur dans ces diverses régions indique toujours un état de faiblesse de l'organe, le peu d'épaisseur de ses parois, surtout de celles des ventricules ; la dilatation passive de quelqu'une de ses parties.

Elle peut tenir aussi à des causes étrangères au cœur, et dont l'action est permanente ou passagère, telles que la maigreur ou l'étroitesse de la poitrine, l'hépatisation du poumon, sa compression par un épanchement, l'existence d'excavations à parois fermes, le pneumo-thorax, agitation nerveuse, une fièvre intense, les palpitations, l'hémoptysie, et en général toutes les causes qui augmentent la fréquence du pouls.

La diminution de l'étendue dans laquelle les battements du cœur se font entendre annonce ordinairement un épaississement plus ou moins prononcé de ses parois; elle ne s'observe pas très fréquemment.

Il est moins rare d'observer que, dans la même circonstance, les pulsations semblent se resserrer; elles se font sentir dans un espace plus étroit que dans l'état sain.

Si, au contraire, le cœur était dilaté, il frappe le sternum par une large surface.

Ces deux dernières observations ne sont cependant pas constantes, et j'ai rencontré de nombreuses exceptions.

Impulsion. Nous avons dit combien l'intensité du choc communiqué à l'oreille par les pulsations du cœur offrait de variétés dans l'état sain : aussi est-il fort difficile de prononcer d'une manière absolue sur son augmentation ou sa diminution, à moins qu'elles ne soient bien marquées, ou qu'elles n'existent pas des deux côtés à la fois; ce qu'on observe le plus souvent.

L'augmentation de l'impulsion offre un grand nombre de degrés, depuis un léger excès de force jusqu'au choc violent qui communique une secousse désagréable à la tête de l'observateur, et soulève les parois de la poitrine assez fortement pour que ce mouvement soit distingué facilement à une certaine distance. Elle est presque toujours en raison directe de l'épaississement des parois des ventricules, et en raison inverse de l'étendue des battements; c'est donc le signe pathognomonique de l'hypertrophie de cet organe.

La marche rapide, la course, l'action de monter, l'agitation nerveuse, les palpitations, la fièvre, peuvent la produire momentanément sans qu'il y ait altération du cœur; aussi faut-il ne procéder à l'examen qu'après un repos et un calme d'esprit assez prolongés. Une saignée abat cette violente impulsion; on jugerait donc mal de son degré en examinant le malade après cette opération.

La diminution de l'impulsion, rarement aussi exagérée que son augmentation l'est quelquefois, tient tantôt à la faiblesse de l'organe, au peu d'épaisseur de ses parois, et coïncide avec des battements étendus; tantôt à la gêne extrême de la respiration, à la difficulté de la circulation pulmonaire, et peut alors coexister à une hypertrophie bien caractérisée: on observe souvent cette diminution dans les derniers temps de cette maladie. Certaines affections de l'âme, la peur, les passions tristes, peuvent aussi la produire.

Bruit. Le bruit des contractions du cœur peut devenir plus sourd ou plus clair, plus sonore que dans l'état naturel. Il peut se produire dans le cœur des bruits tout-à-fait nouveaux, dont on ne reconnaît pas même le rudiment dans l'état sain de l'organe.

La moindre intensité du bruit paraît dépendre du ramollissement du tissu de l'organe ou de l'accroissement d'épaisseur de ses parois ; c'est, avec la faiblesse de l'impulsion, le seul signe que fournisse le cylindre dans la première de ces affections, maladie rare, et le plus souvent méconnue.

La clarté, la sonoréité des contractions, s'observe beaucoup plus fréquemment ; elle se rencontre toujours avec un cœur à parois minces, et indique cette disposition naturelle ou pathologique.

Ce bruit clair peut venir des oreillettes ou des ventricules. Le lieu et le moment où il se fait entendre désignent quelle est la partie qui y donne lieu ; et toujours il annonce l'amincissement de la portion du cœur dont il accompagne la contraction.

Quant aux bruits qui n'offrent, dans l'état sain aucun rudiment de leur existence, nous les rapporterons à trois : 1° le bruit de soufflet, 2° le bruit de râpe, 3° celui qui a quelque analogie avec le craquement du cuir neuf.

1° Le bruit de soufflet, assez bien caractérisé par son nom, peut accompagner tout à la fois ou partiellement les contractions des diverses parties du cœur et celles des artères. Il est continu ou revient de temps en temps seulement, sans cause appréciable, ou à la suite d'un léger mouvement, de la plus faible émotion. Les individus nerveux, les hystériques, les hypochondriaques, les personnes disposées à quelque accident hémorrhagique, le présentent souvent sans qu'il y ait aucune altération de la structure, aucun trouble dans les fonctions du cœur. Il peut aussi exister avec les maladies de cet organe chez des sujets qui n'offrent aucune de ces dispositions.

A l'ouverture des cadavres de ceux qui l'ont présenté au plus haut degré et de la manière la plus constante dans le cœur ou dans les artères, on ne rencontre aucune lésion constante à laquelle on puisse raisonnablement l'attribuer.

M. *Laennec* le regarde comme l'indice d'un état simple de spasme des voies de la circulation, ou de quelque partie seulement du système sanguin. Plusieurs observations semblent prouver cette opinion : 1° son analogie avec le bruit produit par une contraction musculaire forcée, analogie dont il est facile de s'assurer. En effet, si on appuie le coude sur une table, qu'on appliqué fortement l'oreille sur la main, qu'on contracte avec énergie, et qu'on relâche alternativement les muscles élévateurs de la mâchoire inférieure, on entend un bruit tout-à-fait semblable. 2° La facilité avec laquelle on le détermine chez certains sujets dans un grand nombre d'artères tour à tour, en appuyant légèrement sur un point du vaisseau, rétrécissant son calibre, et apportant ainsi au cours du sang un obstacle qui n'arrête pas complètement sa marche; 3° son apparition avant les hémorrhagies actives dans les vaisseaux qui portent le sang aux parties par lesquelles l'hémorrhagie doit se faire; 4° son existence constante dans les palpitations produites par l'anémie.

Je sais que ces idées sur la cause du bruit de soufflet conduisent naturellement à admettre dans les artères la propriété de se contracter, et à les représenter comme en partie indépendantes du cœur. Mais d'autres faits ne rendent-ils pas cette proposition presque évidente? Ainsi le défaut très commun de proportions entre la force des battements du cœur et des battements des artères, le développement des phénomènes circulatoires dans une partie peu étendue, le reste du système sanguin restant dans le calme le plus parfait; cette sensation inaccoutumée de pulsations qui accompagne le développement de certaines inflammations, du panaris par exemple, sensation qui n'est point illusoire, puisque le doigt, appliqué sur la partie malade, y sent aussi des battements ; celle que ressentent dans l'intérieur du crâne les personnes affectées d'hémicranie ; la non-transmission de tous les battements du cœur aux artères, dans les cas où cet organe, hypertrophié, est agité par des mouvements tumultueux et fort accélérés ; l'existence, nouvellement découverte par M. *Kergaradec*, du bruit de soufflet dans les vaisseaux qui transmettent le sang de l'utérus au placenta.

2° Le bruit de râpe ou de lime, dont on se fait une idée exacte d'après sa dénomination, et qu'il est impossible de méconnaître une fois qu'on l'a entendu, peut, comme le bruit de soufflet, accompagner la contraction de l'une ou de l'autre des parties dont le cœur est formé, mais il n'est pas intermittent comme lui : sa force seule peut varier ; une fois développé, il ne cesse plus. M. *Laennec* le regarde comme un signe certain du rétrécissement des orifices du cœur par des ossifications, des végétations, ou toute autre cause. Le lieu et le temps des contractions dans lesquelles il se fait entendre indiquent quel est l'orifice affecté. La possibilité de déterminer un bruit assez analogue chez une personne disposée au bruit de soufflet, en comprimant une artère avec une certaine force, ne semblerait-elle pas annoncer qu'il n'est qu'une modification de celui-ci, due à un état de spasme plus prononcé, entretenu et occasioné par un obstacle plus difficile à surmonter, et toujours également résistant?

3° Le bruit analogue au craquement du cuir neuf s'est offert une fois seulement à notre observation : c'était sur un homme qui succomba à une péricardite chronique. Ce bruit persista pendant les six premiers jours de la maladie, et disparut dès que les symptômes locaux annoncèrent un épanchement liquide un peu abondant dans le péricarde. M. *Devilliers*, élève interne à l'hôpital Saint-Antoine, l'observait dans le même temps sur un homme chez lequel les autres symptômes faisaient croire aussi à l'existence d'une péricardite. Il ignorait alors que ce phénomène se fût déjà présenté dans cette affection, et n'avait pas fondé là-dessus son diagnostic. Le malade sortit après un séjour assez prolongé. Il le présentait encore, et n'avait éprouvé aucun soulagement du traitement qu'on lui avait administré. Il est à regretter, si ce malade a succombé, qu'on n'ait pas pu vérifier le diagnostic par l'autopsie. Une seconde fois M. *Devilliers* eut occasion de faire l'examen du cadavre d'un homme qui avait présenté ce bruit pendant toute la durée de son séjour dans l'hôpital. Il trouva une péricardite chronique qui avait déterminé la formation de fausses membranes épaisses, et de végétations nombreuses sur le péricarde et le cœur. Il n'existait, entre la surface de cet organe et son enveloppe, qu'un petit nombre d'adhérences, et le sac formé par le péricarde ne contenait pas une goutte de sérosité. Peut-être ce bruit serait-il un symptôme constant de la péricardite avant l'existence d'un épanchement dans l'enveloppe séreuse du cœur, symptôme très fugace dans les cas où la maladie se termine en peu de jours, d'une durée plus longue quand elle est chronique.

Rhythme. Les altérations dans le rhythme des pulsations du cœur ne sont pas très rares ; mais, faute d'observations suffisantes, on n'a pas encore pu les convertir en signes. Souvent elles accompagnent une hypertrophie, une dilatation du cœur, ou le rétrécissement de ses orifices pendant toute la durée de la maladie ; souvent aussi elles ne se manifestent que dans les derniers temps de ces affections ; d'autres fois ces lésions déterminent la mort, sans que le rhythme des battements ait cessé d'être régulier.

Nous considérerons les altérations du rhythme, 1° relativement à la durée respective de la contraction des oreillettes et des ventricules ; 2° relativement à leur succession.

1° Rarement les altérations du rhythme portent sur la durée de la contraction des oreillettes ; elles sont ordinairement dues ou à la longueur ou à la brièveté plus grande de la contraction des ventricules, et alors c'est la durée du repos qui est augmentée ou diminuée. La première de ces altérations, celle qui consiste dans l'alongement de la contraction des ventricules, s'observe dans l'hypertrophie, et est d'autant plus marquée que la maladie est plus prononcée ; la deuxième, celle dans laquelle il y a rapidité plus grande de la contraction, coïncide avec différents états du pouls, la vitesse, la rareté, et ne fournit aucune donnée pour le diagnostic des maladies du cœur et du poumon.

2° Ces altérations, considérées relativement à la succession des battements, ont été observées assez fréquemment ; elles sont ordinairement passagères, et accompagnent rarement au-delà de deux à trois contractions complètes du cœur.

Ainsi quelquefois la contraction de l'oreillette anticipe sur celle du ventricule, d'autres fois celle du ventricule sur celle de l'oreillette ; ou bien une contraction des ventricules est suivie de plusieurs contractions successives, rapides, comme convulsives, de l'oreillette, et qui ne dépassent pas ensemble la durée d'une contraction ordinaire. La plupart de ces anomalies ne produisent pas de changements sensibles dans l'état du pouls, et ne se rencontrent constamment dans aucune des maladies du cœur.

Souvent on observe, au milieu d'une série de contractions égales entre elles, un ou plusieurs battements plus courts, plus vifs, après lesquels le cœur revient à son rhythme naturel.

D'autres fois, après une suite de battements réguliers, le cœur semble s'arrêter et rester pendant fort long-temps dans l'état de repos. Cette sorte d'intermittence, observée sur un adulte, est toujours un signe d'affection de cet organe.

Enfin, dans quelques cas plus rares, la vitesse des contractions et leur irrégularité sont telles qu'il est impossible de les analyser. On peut, dans ce cas, prononcer avec certitude qu'il existe une maladie de l'organe.

On voit, d'après cet exposé des phénomènes pathologiques fournis par le cœur, qu'il n'en est que deux, l'impulsion et le bruit, qui deviennent signes certains des lésions des différentes parties de cet organe ; que tous les autres, tirés du rhythme, des bruits de soufflet, de râpe, etc., n'ont pas été assez fréquemment observés pour qu'on puisse dire quelles altérations ils indiquent. Mais je ne doute pas que l'observation attentive des malades, leur examen journalier au moyen du cylindre, ne fournissent un jour les lumières qui

manquent encore actuellement, et ne rendent
bientôt le diagnostic de ces affections aussi facile et aussi précis que l'est celui de la plupart
des autres maladies du thorax.

ART. V. De la mensuration.

Ce mode d'exploration consiste à mesurer la
circonférence d'un des côtés du thorax, compa-
rativement à celle du côté opposé. Le rétrécissement ou la dilatation cesseraient d'être appréciables s'ils existaient des deux côtés à la fois,
et que cet examen ne pût plus être comparatif.

La mensuration fournit, dans quelques maladies, un signe précieux pour aider le diagnostic ;
mais jamais elle ne suffit seule pour l'établir. En
effet, la plupart des hommes ont le côté droit
un peu plus développé que le gauche ; un grand
nombre présentent dans la conformation de cette
cavité des altérations légères, résultant de leur
disposition au rachitis dans leur première en-
fance ; aussi est-il nécessaire de ne pas tenir
compte d'une différence trop peu marquée. Au
premier coup d'œil, tous les malades paraissent
offrir une dilatation ou un rétrécissement, et,
sans le secours de la mensuration, cette ampliation semblerait beaucoup moins rare.

Pour procéder à ce mode d'examen, il faut
que le malade soit assis ou debout, le corps droit

et les membres thoraciques relevés sur la tête ou pendants sur les côtés, mais toujours dans la même position relative, car le relâchement ou l'état de contraction des muscles fait varier notablement leur saillie, et peut simuler une déformation qui n'existe pas. On prendra avec un cordon la mesure de la demi-circonférence de la poitrine, en partant de la saillie des apophyses épineuses, sur laquelle une des extrémités du cordon sera fixée, et portant l'autre sur le milieu du sternum; puis, sans abandonner ce point, on reportera le cordon vers les apophyses épineuses, en contournant l'autre côté dans la même direction et à la même hauteur.

Peut-être serait-il préférable d'entourer toute la poitrine avec le cordon, de plier celui-ci exactement en deux; il donnerait alors la mesure de l'étendue que doit avoir chacun des côtés, puis on procéderait comme nous avons dit ci-dessus.

Cette méthode d'exploration ne fournit que deux signes, la dilatation ou le rétrécissement.

La dilatation est toujours accompagnée du redressement des côtes, de l'élargissement des espaces intercostaux, et de l'immobilité plus ou moins complète de la partie dilatée. Je dis de la partie, car cette ampliation maladive peut occuper tout un côté ou seulement une partie.

Tout épanchement un peu abondant dans la cavité de la plèvre produit nécessairement la dilatation.

Le rétrécissement est aussi accompagné de changement dans la direction des côtes; elles sont plus obliques, peu ou point mobiles; les espaces intercostaux sont plus étroits, quelquefois presque effacés. Il est, comme la dilatation, partiel ou total; mais, plus fréquemment que celle-ci, il occupe tout un côté. Les sujets qui présentent cette altération ont un maintien particulier que M. *Laennec* a fort bien décrit, et et qui la fait deviner au premier coup d'œil. Leur épaule est plus basse, le côté de la poitrine plus court, aplati; le flanc plus creusé; les pectoraux sont amaigris, la tête est un peu penchée vers le côté rétréci. Chez la plupart, la colonne vertébrale conserve sa rectitude naturelle; elle fléchit chez un petit nombre. C'est toujours à la suite de pleurésies intenses, et qui ont été accompagnées d'un épanchement abondant dont la résorption s'est opérée, que survient le rétrécissement.

Je crois avoir remarqué chez quelques phthisiques un aplatissement du sommet de la poitrine au-dessous de la clavicule, et observé dans ces cas une adhérence forte et serrée entre les plèvres pulmonaire et costale, dans toute l'étendue correspondante au rétrécissement.

ART. VI. De la succussion.

Ce mode d'exploration, dont on s'accorde à regarder *Hippocrate* comme le premier auteur, consiste à imprimer au tronc une ou plusieurs secousses brusques, rapides, pour déterminer la fluctuation d'un liquide qu'on soupçonne contenu dans la poitrine, et s'assurer de sa présence et de sa quantité. Il n'est pas nécessaire que la secousse soit forte; une agitation assez légère suffit. Cette agitation, communiquée brusquement au liquide, donne lieu à un bruit tout-à-fait semblable à celui qu'on produit en secouant une bouteille à demi pleine. Il est inutile de dire que ce bruit ne peut exister s'il n'y a à la fois épanchement d'air ou de gaz et de liquide. La poitrine est toujours exactement remplie si c'est le poumon qui occupe toute la portion que l'épanchement ne remplit pas, et le liquide ne peut le refouler et éprouver de secousse bruyante. Si l'épanchement gazeux est trop ou peu abondant, la succussion ne fournit aucun résultat. Il faut qu'il existe entre les deux épanchements certaines proportions. On ne peut, quand ce bruit existe, le confondre avec aucun autre; je ne crois pas que des liquides contenus dans l'estomac puissent y donner lieu. Dailleurs il sera toujours facile de reconnaître avec le cylindre l'endroit dans lequel il se produit. Les malades sont souvent les premiers à vous instruire de son existence : ils l'entendent au moindre mouvement qu'ils exécutent ; l'oreille suffit la plupart du temps pour le reconnaître.

DEUXIÉME PARTIE.

CHAPITRE PREMIER.

DES MALADIES DE LA PLÈVRE ET DU POUMON.

Les cinq méthodes d'exploration que je viens d'exposer, en général, sont toutes d'une utilité réelle, et nous allons voir que chacune est successivement appelée à fournir les signes particuliers à une maladie; qu'elles se prêtent, dans la plupart des cas, un secours nécessaire; et qu'en n'en adoptant qu'une seule, même la plus parfaite, à l'exclusion de toutes les autres, on s'expose à de fréquentes méprises.

S'il fallait maintenant les classer d'après leur degré d'utilité, nous n'hésiterions pas à mettre en première ligne l'auscultation, après elle la percussion, la succussion, la mensuration, et enfin l'examen des mouvements du thorax.

Il n'est pas une maladie de la poitrine dans laquelle l'auscultation ne fournisse quelque signe. Parmi ces signes quelques uns suffisent eux seuls pour caractériser l'affection : ainsi les différentes espèces de râle dans le catarrhe, la péripneumonie; l'égophonie dans la pleurésie; la pectorilo-quie dans les excavations du poumon; le tintement métallique dans le pneumo-thorax. D'autres, mais en plus petit nombre, sont communs à plusieurs maladies : c'est alors que l'auscultation devient insuffisante, insidieuse même, et qu'il faut recourir à une autre méthode.

La percussion est, de toutes, celle qui prête le plus de secours à l'auscultation. Elle se réunit à elle pour assurer le diagnostic des premières affections, et dans les autres empêche les erreurs dont on ne pourrait se garantir si l'on ne s'aidait que du cylindre. Ainsi elle établit le caractère différentiel de la péripneumonie au deuxième degré et de l'emphysème du poumon, du pneumo-thorax et de l'empyème, de l'œdème léger et du premier degré de la péripneumonie.

La succussion donne le signe pathognomonique du pneumo-thorax avec épanchement.

La mensuration donne un des caractères constants de l'empyème, qui seul quelquefois peut faire distinguer cette maladie de l'hépatisation du poumon.

L'examen des mouvements de la poitrine fournit des indices sur l'intensité, l'étendue, quelquefois la nature de certaines affections, et de plus un symptôme constant des phlegmasies aiguës des organes thoraciques. Qui ne sait, en effet, que, dans ces inflammations, le premier phénomène qui frappe les yeux, c'est l'immobilité de tout un côté ou d'une portion d'un côté du thorax? La douleur détruit ici la simultanéité d'action que l'on remarque dans la santé entre les deux portions symétriques de la poitrine. Ce que la volonté ne peut jamais opérer, la nature le fait à notre insu, par le simple effet automatique qui nous porte à nous soustraire à toute sensation douloureuse.

On voit, d'après ce que je viens de dire, qu'en assignant une place à chaque méthode d'exploration d'après son degré d'utilité, je suis loin d'en exclure aucune. Dans une matière médicale, on classe de même les médicaments du même ordre suivant leur degré d'énergie, sans prétendre que le plus fort doive faire rejeter le plus faible.

Je diviserai les maladies du thorax en *celles qui attaquent les organes respiratoires*, et *celles qui affectent le cœur*.

Je devais adopter un ordre pour l'exposition des maladies des poumons. Pour conserver plus d'ensemble et d'unité à mon travail, j'ai pris pour base celui que j'ai suivi pour la description des phénomènes que fait connaître le cylindre. Cette méthode m'a paru réunir en outre l'avantage de faire marcher du simple au composé, dans l'application des différents phénomènes stéthoscopiques au diagnostic des maladies.

Je parlerai donc d'abord des affections que l'examen de la respiration fait connaître, puis de celles dans lesquelles il faut y joindre l'examen de la voix.

A la première division se rapportent la pleurodynie, le catarrhe pulmonaire, l'apoplexie, l'œdème, l'emphysème du poumon, la pneumonie, l'hydro-thorax et l'empyème ; à la seconde, la pleurésie, la phthisie pulmonaire, la gangrène du poumon et le pneumo-thorax.

ART. Ier. De la pleurodynie.

Je parle ici de la pleurodynie, parce que j'ai observé des cas dans lesquels cette affection légère et de peu d'importance eût pu faire croire à l'existence d'une maladie grave du poumon ou de la plèvre.

En effet, quand la douleur musculaire est violente, les côtes qui correspondent à toute la partie malade restent immobiles dans les mouvements de la respiration ; elle devient donc plus ou moins incomplète. La percussion donne un son sourd, obscur, soit que les muscles douloureux ne puissent être tendus, soit que la cause qui a produit la pleurodynie ait déterminé un gonflement de l'enveloppe charnue de la poitrine. Le bruit respiratoire est faible ou tout-à-fait nul, dans une étendue plus ou moins considérable.

Ces symptômes appartiennent aussi à la pleurésie et à la pneumonie. Nous verrons à l'article de ces maladies les différences qui les distinguent.

ART. II. Catarrhe pulmonaire.

Dans le catarrhe, l'examen des mouvements de la poitrine fournit peu de signes importants ; la respiration est fréquente, vite, petite, inégale, irrégulière ; mais ces altérations appartiennent également à beaucoup d'autres maladies. Ils ne peuvent que concourir à indiquer le degré d'intensité et d'étendue du catarrhe.

La résonnance de la poitrine est naturelle, et le catarrhe le plus intense produit rarement un léger obscurcissement du son.

La mensuration et la succussion sont sans résultat ; il ne reste donc que la stéthoscopie ; mais aussi les signes qu'elle fournit sont vraiment pathognomoniques : ils varient suivant que le catarrhe est sec ou qu'il est humide.

Dans la catarrhe *sec*, on observe la faiblesse ou même l'absence du bruit respiratoire dans des parties plus ou moins étendues du poumon affecté. Mais cet affaiblissement ou cette nullité se déplacent à chaque instant, et peuvent pendant la durée d'un examen très court occuper tour à tour divers points, de manière que la respiration devienne distincte là où elle était nulle, et s'obscurcisse là où on l'entendait parfaitement.

Cette faiblesse du bruit respiratoire est le plus souvent accompagnée des râles sonore, sec ou sibilant. Le premier, peu variable; le second, d'une grande mobilité, disparaissant pour un temps plus ou moins long, par suite d'un effort de toux ou sans cause appréciable, revenant brusquement, prenant une intensité plus grande, ou perdant celle qu'il avait d'abord. Quelquefois cependant tous deux sont constants, intenses, et occupent la plus grande partie de l'organe : le catarrhe est alors étendu et violent.

Dans le catarrhe *humide*, les mêmes phénomènes peuvent exister ; mais ordinairement alors ils se compliquent avec un troisième, qui est le râle muqueux; ou bien celui-ci seul se rencontre, et suffit encore pour caractériser la maladie. Moins sujet que le râle sibilant à se déplacer, le râle muqueux présente des nuances, soit dans sa force, soit dans sa fréquence, soit dans l'étendue qu'il occupe, qui font reconnaître les divers degrés de l'affection catarrhale.

Le catarrhe peut être facilement confondu avec l'emphysème du poumon et la phthisie pulmonaire. (Voy. *Emphysème du poumon, Phthisie pulmonaire.*)

ART. III. Apoplexie pulmonaire.

L'invasion de l'apoplexie pulmonaire étant ordinairement brusque, on observe tout-à-coup une grande dyspnée ; les mouvements de la poitrine s'accélèrent, se pressent ; il n'y a plus aucun ordre dans leur succession, l'irrégularité la plus frappante les accompagne ; ils sont inégaux, intermittents, grands et petits tour à tour, comme convulsifs ; enfin le malade est dans cet état que nous avons appelé *orthopnée* : il suffoque, et tous ses mouvements expriment l'anxiété que cause cette sensation douloureuse.

La poitrine cependant reste aussi sonore qu'elle l'était auparavant.

Mais le bruit respiratoire est altéré. Le râle crépitant se développe dans des points plus ou moins nombreux et circonscrits du poumon. Les espaces qui les séparent offrent encore une respiration parfaite, quelquefois même puérile. Au bout d'un temps plus ou moins long, il cesse de se faire entendre ; un râle muqueux abondant, à grosses bulbes, lui succède ; indice de l'exhalation abondante du sang dans les vésicules et les bronches, il occupe bientôt tout le lobe ou tout le poumon affecté, et l'expectoration sanglante vient confirmer le diagnostic qu'avait déjà fait porter l'existence de ces phénomènes.

Dans ce deuxième degré de l'apoplexie pulmonaire, le son de la poitrine devient quelquefois obscur.

Dans le premier, elle peut en imposer pour une pneumonie commençante; dans le second, pour un catarrhe, si elle est chronique, pour ainsi dire, et que le crachement de sang ne soit pas constant, comme il arrive ordinairement dans ce cas. J'ai observé dans ces derniers temps deux de ces apoplexies lentes du poumon. Elles ont été méconnues l'une et l'autre pendant quelques jours. Les signes qui pourraient faire distinguer ces deux affections ne peuvent se tirer que des circonstances commémoratives, et encore sera-t-il toujours difficile de porter un diagnostic assuré.

ART. IV. Œdème du poumon.

Respiration ordinairement peu fréquente, mais difficile, laborieuse; de temps en temps orthopnée; toujours respiration complète.

Sonoréité naturelle ou obscure, mais des deux côtés à la fois. Rarement cette maladie n'occupe qu'un seul poumon.

Bruit respiratoire à peine distinct, masqué dans la presque totalité du viscère, mais surtout dans le dos et les parties inférieures, par un râle sous-crépitant, faible ou énergique, constant dans son existence; quelquefois respiration puérile dans une partie peu étendue du sommet de l'organe. Tels sont les signes de l'œdème du poumon.

Cette maladie est d'un diagnostic facile, si elle est intense; difficile, si elle est légère; impossible, si elle se complique avec la pneumonie ou l'emphysème du poumon.

Elle peut être confondue avec la pneumonie. (Voy. *Pneumonie.*)

La nature du râle, et surtout les symptômes généraux, la distinguent du catarrhe.

ART. V. Emphysème du poumon.

Cette maladie, du nombre de celles que l'on a long-temps confondues sous le nom d'*asthme,* est caractérisée par une dyspnée extrême, augmentant par accès qui n'ont rien de régulier pour le retour et la durée, et qui s'accroît par l'effet de la cause la plus légère. Les mouvements de la poitrine sont étendus, mais peu réguliers, habituellement inégaux; l'inspiration est ordinairement courte, rapide, brusque, haute; l'expiration longue, graduée et incomplète; la différence entre la durée de ces deux mouve-

6

ments fait paraître la respiration entrecoupée.
Dans les accès, la respiration devient convulsive.

La poitrine donne par la percussion un son beaucoup plus clair que dans l'état sain , quel que soit l'embonpoint du sujet. Mais cette résonnance outrée n'est pas égale dans tous les points, parceque rarement la maladie occupe tout un poumon. Si l'affection est double, il est difficile d'apprécier cette augmentation de la sonoréité du thorax ; et , dans le cas où l'emphysème n'existe que d'un seul côté, elle devient un signe trompeur, dont l'auscultation seule peut faire reconnaître la valeur.

En effet, dans tous les points occupés par l'emphysème , le murmure de la respiration est très faible ou tout-à-fait nul ; un râle sibilant , léger, ou analogue au cliquetis d'une petite soupape , ou un râle sonore , imitant le roucoulement d'une tourterelle, se font entendre dans les grandes inspirations , et quelquefois aussi dans l'expiration. Le contraste de cette forte résonnance du thorax avec la faiblesse ou la nullité du bruit respiratoire forme le signe caractéristique de cette maladie. Il est vrai que ces caractères de la respiration et l'existence du râle sont inconstants et variables ; mais toujours ils persistent long-temps , et leurs changements ne sont que momentanés.

Un autre signe tiré de la mensuration se joint aussi à ceux que je viens d'énumérer, quand la maladie est ancienne et fort étendue : c'est la dilatation du côté affecté ; ou, si l'emphysème est double, la forme presque cylindrique, bombée en avant et en arrière, que prend la poitrine.

Quelquefois difficile à distinguer du catarrhe pulmonaire, l'emphysème du poumon peut encore être pris pour un pneumo-thorax sans épanchement liquide.

Exposons d'abord en quoi il diffère du catarrhe. Dans le catarrhe la suspension de la respiration est de courte durée dans le même point; son retour est quelquefois marqué par une respiration forte, et même puérile ; un râle fréquent l'accompagne. Dans l'emphysème, la suspension de la respiration dans le même point est plus longue, quelquefois même permanente ; quand elle cesse, le bruit reste toujours plus faible, surtout si la maladie est ancienne ; le râle sibilant est rare et mal caractérisé ; le râle sonore, imitant le roucoulement de la tourterelle constant, et presque jamais déterminé par un simple catarrhe.

En outre, dans cette dernière affection, le mouvement des côtes est libre ; la respiration ne présente pas une inégalité constante ; la poitrine conserve sa capacité et sa sonoréité naturelles. Dans l'emphysème, un côté est souvent moins mobile que l'autre; l'inspiration est toujours très courte relativement à l'expiration ; la poitrine se dilate, et acquiert une résonnance tympanique.

Il est à peine utile de dire que la percussion établit de suite la différence entre l'emphysème et les autres maladies de la poitrine, dans lesquelles la respiration devient plus faible ou nulle sous le cylindre : je n'en excepterai que le pneumo-thorax. (Voy. art. *Pneumo-thorax.*)

ART. VI. Pneumonie.

Pour bien établir les signes que fournissent, dans la pneumonie, les cinq modes d'exploration, il faut distinguer à cette maladie trois périodes. Peut-être même , fondé sur les observations que j'ai rapportées plushaut , pourrait-on en admettre une quatrième; mais il me paraît fort douteux que dans tous les cas la respiration prenne ce caractère puéril et superficiel dans les parties qu'une pneumonie doit bientôt occuper. De nouvelles observations apprendront bientôt sans doute quel degré de confiance mérite ce phénomène.

Dans la première période de la pneumonie , la respiration est haute, petite, accélérée, incomplète, inégale , difficile , quelquefois laborieuse. Elle devient abdominale , si les deux côtés à la fois sont affectés à un haut degré.

La poitrine résonne quelquefois comme dans l'état de santé, mais le plus souvent sa sonoréité s'obscurcit, et même se perd complètement dans une étendue plus ou moins considérable, toujours bornée assez exactement à la partie malade du poumon.

Le bruit respiratoire, examiné dans tous les points dont la sonoréité est altérée, est faible, à peine distinct, ou tout-à-fait couvert quelquefois par un râle crépitant, tantôt sourd, tantôt assez sonore, et dont la présence indique et la nature de l'altération et toute l'étendue qu'elle occupe. Souvent alors la respiration devient puérile dans l'autre poumon et dans toutes les parties encore saines du poumon malade.

Bientôt ces phénomènes changent. Si la maladie se termine par résolution, le râle crépitant diminue chaque jour d'intensité, le murmure de la respiration se rapproche davantage de l'état naturel; les mouvements de la poitrine reprennent leur rhythme, leur étendue, leur simultanéité; le son reparaît, et un râle muqueux, rare ou abondant, indique le changement de l'expectoration.

Si, au contraire, le poumon passe à l'état d'hépatisation, les altérations des mouvements du thorax persévèrent, le son devient complètement mat, le râle crépitant cesse; mais le

bruit respiratoire ne revient pas : la plus petite
quantité d'air ne peut pénétrer le tissu endurci
du poumon ; la respiration est tout-à-fait nulle,
ou, si elle s'entend, ce n'est qu'au voisinage des
gros tuyaux bronchiques; elle est alors trachéale,
caverneuse, et souvent très forte ; la résonnance
de la voix redouble dans toute la partie affectée;
souvent même, dans les cas d'induration du lobe
supérieur, une véritable pectoriloquie vient com-
pliquer le diagnostic, et jeter des doutes sur la
nature de l'affection. Il faut recourir aux circonstances commémoratives, aux symptômes
généraux, pour ne pas croire à l'existence d'une
phthisie pulmonaire.

Quand la maladie est peu étendue, la nature
et l'art font souvent encore dans cette période
des efforts que le succès couronne, et la maladie,
repassant pour ainsi dire par les mêmes degrés
qu'elle a déjà parcourus, présente tour à tour,
et dans un ordre inverse, les phénomènes que
l'on avait observés.

Mais si la maladie continue à faire des progrès,
si la fonte purulente s'empare du tissu pulmonaire, les mouvements de la poitrine deviennent
de plus en plus petits, faibles et difficiles ; aux
premières causes de leur altération se joint la
débilité générale. Le son reste mat ; un râle muqueux, à grosses bulles, se développe d'abord

dans des points isolés, puis dans toute la partie malade. Il ne tarde pas à dégénérer en gargouillement ; le pus rassemblé dans un foyer se fait jour par les bronches les plus voisines ; une communication s'établit entre ces conduits et cette cavité accidentelle, et une pectoriloquie, obscure d'abord, se manifeste, quel que soit le point que le mal occupe.

On voit, d'après ce tableau abrégé, que chaque période a des caractères bien tranchés, et que, si l'on a été appelé dès le commencement de l'affection, et qu'on ait pu suivre pas à pas la marche de la maladie, il est facile de prédire, en cas de mort, l'étendue et le degré de la lésion que présente le poumon.

Il n'en est pas de même si l'on voit pour la première fois le malade lorsque la maladie est déjà à sa deuxième période, que le poumon est hépatisé. En effet, quelques côtes sont immobiles, le son est mat, la respiration nulle ; mais ces symptômes sont aussi ceux de l'empyème et de l'hydrothorax. Ici les cinq modes d'exploration sont insuffisants, c'est dans les signes anamnestiques, dans la marche de l'affection qu'il faut chercher des lumières. La percussion et l'auscultation ne pourraient prévenir une erreur toujours désagréable, quelquefois funeste.

Dans la troisième période, celle de suppuration, il est encore difficile de se garantir d'une méprise, moins fâcheuse à la vérité, mais qui peut compromettre la réputation du médecin. La respiration caverneuse, le gargouillement et la pectoriloquie existent, et les symptômes généraux sont à peu près ceux de la phthisie pulmonaire. Comment distinguer ces deux affections? L'expectoration seule fournit quelques moyens ; mais ils ont bien peu de certitude.

Quant à la pneumonie chronique, il faut y appliquer ce que nous avons dit du deuxième degré, celui d'hépatisation, ou du troisième, celui de suppuration, quand la maladie devient chronique après qu'une vomique s'est formée et vidée par les bronches.

Il nous reste maintenant à dire quels signes distinguent la pneumonie de la pleurodynie, du premier degré de l'apoplexie pulmonaire, de l'œdème du poumon. Le râle crépitant dans le premier degré, la matité et l'absence complète de la respiration dans le deuxième, la matité, le râle muqueux et la pectoriloquie dans le troisième, distinguent la pneumonie de la pleurodynie.

Dans la plupart des cas, la percussion empêcherait de confondre cette maladie avec l'apoplexie pulmonaire, si déjà l'examen des mouvements de la poitrine ne fournissait un bon caractère différentiel.

En effet , dans l'apoplexie pulmonaire, la respiration est toujours complète ; elle est le plus souvent incomplète dans la pneumonie. Le son est toujours plus ou moins obscur , ordinairement tout-à-fait mat, dans le premier degré de la pneumonie , quand le râle crépitant existe ; il reste clair dans le premier degré de l'apoplexie pulmonaire. Le râle crépitant est rarement disséminé dans la pneumonie ; il l'est ordinairement dans l'apoplexie. Le râle muqueux succède brusquement au crépitant dans cette dernière affection. L'absence de toute respiration existe toujours quelque temps dans la pneumonie, entre le moment où le râle crépitant cesse et celui où commence le muqueux.

Il en est de même de l'œdème du poumon.

ART. VII. Empyème et hydrothorax.

Je réunis deux affections, parceque leurs symptômes sont absolument les mêmes , et je renvoie ce que j'ai à en dire à l'article de la *Pleurésie.*

ART. VIII. Pleurésie.

Les signes donnés par les divers modes d'exploration dans cette maladie varient suivant qu'on la prend à son début ou qu'on la considère quand l'épanchement s'est formé.

Dans le début, c'est-à-dire avant qu'un liquide séreux ou plastique se soit accumulé entre la plèvre et le poumon, les mouvements du thorax sont affaiblis ou presque nuls dans le côté malade. On a tous les jours occasion d'observer que les côtes correspondantes à l'endroit affecté sont seules immobiles, tandis que les autres continuent à se mouvoir. La respiration est fréquente, surtout si les deux côtés sont affectés à la fois, vive dans l'inspiration, lente dans l'expiration, entrecoupée, irrégulière. Ces caractères persistent pendant toute la durée de l'état aigu de la maladie.

La percussion est douloureuse, mais donne les mêmes résultats que dans l'état naturel.

Le bruit respiratoire est affaibli, mais pur, si la maladie n'est point compliquée. La poitrine n'a pas augmenté de capacité ; enfin ce sont les mêmes signes que dans la pleurodynie, maladie qu'il est impossible de distinguer du début de la pleurésie, autrement que par les symptômes généraux.

Quand l'épanchement est formé et peu considérable, le son devient obscur ordinairement dans les parties latérales et postérieures inférieures, ou dans tout autre point du thorax, si la maladie est circonscrite, et qu'une pleurésie antérieure ait déterminé la formation de brides assez serrées pour emprisonner le liquide.

Le cylindre appliqué le long du bord spinal, du scapulum, vers sa pointe ou son bord externe, ou enfin dans tout autre lieu, jusque sous les clavicules, suivant l'étendue de l'épanchement ou les points qu'il occupe, fait entendre cette voix aigre, tremblotante, saccadée, que M. Laennec a appelée *égophonie*. Le bruit respiratoire est nul ou à peine distinct dans toute la partie dont la sonoréite est altérée. Il devient parfois puéril dans les parties supérieures du poumon.

Si l'épanchement est très considérable dès le début, ou qu'il le devienne par les progrès de l'affection, le son devient tout-à-fait mat, l'égophonie disparaît, la respiration cesse tout-à-fait de s'entendre, à moins que des brides celluleuses courtes ne retiennent certaines parties du poumon rapprochées des côtes, et n'empêchent leur refoulement. Les espaces intercostaux se dilatent, s'élèvent au niveau des côtes; celles-ci se redressent; le côté affecté acquiert plus d'ampleur; il devient inapte à la respiration, et son immobilité contraste avec la mobilité plus grande du côté opposé, dans lequel la respiration prend le caractère puéril.

Si la résorption du liquide épanché se fait,

quand la quantité en est réduite aux proportions nécessaires à la production du phénomène, l'égophonie reparaît, s'affaiblit graduellement en raison de la diminution de l'épanchement, et cesse enfin complètement quand l'absorption est complète. Cependant le son reste encore long-temps mat, et la respiration nulle ou très faible; les côtes redescendent; les espaces intercostaux s'affaissent, s'effacent; la poitrine se rétrécit, et ce côté ne reprend jamais ni son premier volume ni sa première mobilité.

La résonnance n'augmente, et le bruit respiratoire ne se fait entendre avec quelque force qu'après que les pseudo-membranes se sont converties en un tissu organisé, analogue, soit au tissu cellulaire, soit au fibro-cartilage ou aux os.

Aucune maladie, à l'exception de l'hydrothorax commençant, ne peut être confondue avec la pleurésie tant que l'égophonie existe. Ce phénomène est toujours un signe pathognomonique de l'une de ces deux affections; les autres symptômes locaux ou les généraux servent à les faire distinguer.

Mais quand l'épanchement est abondant, que la maladie est passée à l'état chronique, on peut, si on n'en a pas suivi la marche, prendre la pleurésie pour un hydrothorax ou une pneumonie chronique, et réciproquement ces affections pour une pleurésie. Les signes anamnestiques peuvent seuls établir la distinction concurremment avec les symptômes généraux : cette distinction est d'autant plus importante qu'on ne peut rien ou peu de chose contre la pleurésie chronique, tandis qu'il reste encore des remèdes puissants et efficaces pour l'hydrothorax et la pneumonie chronique. L'opération de l'empyème, seul moyen à opposer à la pleurésie chronique, aurait des succès sans doute moins rares, si on se décidait plus tôt à la pratiquer.

Cependant la dilatation du thorax, l'immobilité parfaite des côtes, ne me semblent pas pouvoir exister dans la pneumonie chronique, et établissent des caractères différentiels constants, à moins que le côté malade, antérieurement affecté de rétrécissement, n'ait pu se prêter à la dilatation.

Quant à la possibilité de confondre la pleurésie chronique et la phthisie pulmonaire, je crois que, même quand il n'y a pas de pectoriloquie, il existe assez d'autres phénomènes distinctifs pour que cette méprise soit désormais impossible, et que même il soit le plus souvent facile de reconnaître ces deux affections quand elles se compliquent l'une avec l'autre.

Les différences entre la pleurésie et la pleurodynie sont faciles à établir. Si l'on observait dans la pleurésie la respiration incomplète, la résonnance obscure, et l'absence ou la faiblesse du murmure de la respiration, il y aurait en même temps égophonie : ce phénomène n'existe jamais dans la pleurodynie. Si l'épanchement était assez abondant pour que l'égophonie ne se fît plus entendre, il y aurait dilatation. D'ailleurs l'erreur, dans tous les cas, ne saurait être longue.

ART. IX. Phthisie pulmonaire.

Pour bien établir la séméiologie de la phthisie pulmonaire, nous y admettrons trois périodes, quoique cette maladie, si peu constante dans sa durée, si obscure dans sa marche, se prête rarement à cette division.

La première de ces périodes, celle dans laquelle un nombre ordinairement peu considérable de tubercules est développé dans le poumon, n'offre, par l'examen des phénomènes locaux comme par celui des symptômes généraux, que l'apparence d'un catarrhe plus ou moins intense; quelquefois même elle se dérobe complètement à l'observation, et semble ne pas exister.

Dans la seconde, les tubercules sont déjà en assez grande quantité pour étouffer, pour ainsi dire, le tissu de l'organe dans les endroits où leur agglomération s'observe le plus constamment, et donner lieu à des phénomènes insuffisants pour faire prononcer avec assurance que la maladie existe, mais suffisants pour la faire soupçonner.

Enfin, dans la troisième, la fonte, le ramollissement et l'évacuation de la matière tuberculeuse donnent lieu à un phénomène toujours signe certain de l'affection, et dont les nuances indiquent jusqu'à son étendue, son intensité.

Les altérations des mouvements de la poitrine sont extrêmement variables dans cette longue et cruelle affection. Il n'en est peut-être aucune qui ne puisse se rencontrer pendant sa durée ; mais jamais elles ne sont d'une grande utilité pour le diagnostic.

Dans la seconde période, assez souvent le sommet d'un des côtés de la poitrine donne sous la percussion un son plus sourd et plus obscur. Le cylindre, appliqué sur ce point, fait connaître la faiblesse ou même l'absence complète du bruit respiratoire dans une étendue ordinairement assez bornée : la voix retentit avec plus de force sous l'instrument ; mais ces symptômes ne deviennent signes de la maladie que quand ils n'existent que d'un seul côté, et qu'ils sont constants ; ce n'est que la comparaison entre le côté sain et le côté malade qui leur donne de la valeur.

Bientôt le son revient, quelquefois même prend plus d'intensité, ou bien il perd encore de sa force, et, d'obscur qu'il était, devient mat. La pectoriloquie paraît douteuse d'abord; elle tarde ordinairement peu à acquérir toute sa perfection, et finit par n'être plus qu'imparfaite, si la maladie, faisant des progrès, détermine de vastes excavations. Les phénomènes produits par le catarrhe s'étendent et s'aggravent de jour en jour, et persistent jusqu'au moment de la mort.

Certes, si, dans tous les cas, ces deux périodes bien tranchées, cette succession de phénomènes existaient, la phthisie cesserait d'être une maladie souvent difficile à reconnaître : mais combien de fois n'arrive-t-il pas que des malades succombent avant le ramollissement et l'évacuation de la matière tuberculeuse, avant même que leur agglomération ait altéré la sonoréité, et nuise à la perfection de la respiration !

Les tristes lumières que donne l'auscultation sont certainement précieuses; mais, dans la plupart des cas, le mal est au-dessus des ressources de l'art quand elle le fait connaître.

Le catarrhe pulmonaire chronique doit donc être toujours confondu avec la phthisie, tant que la pectoriloquie ou les trois phénomènes que j'ai donnés comme signe de l'agglomération des tubercules n'existent pas.

La phthisie se confondra encore avec la pneumonie aiguë ou chronique occupant le lobe supérieur du poumon, et ce n'est que dans les symptômes généraux ou l'expectoration qu'on pourra trouver des caractères différentiels, toujours peu certains.

Elle en imposera plus rarement pour un emphysème du poumon, et la percussion, l'étude des symptômes généraux et commémoratifs, l'en feront facilement distinguer.

La dilatation des bronches, suite assez peu commune des catarrhes pulmonaires de longue durée, donne aussi lieu au phénomène de la pectoriloquie. L'erreur devient alors impossible à éviter : le temps seul et la marche de la maladie vous désabusent quelquefois.

ART. X. Gangrène du poumon.

Cette maladie, assez rare, peut affecter la surface du viscère ; elle donne lieu alors à une pleurésie, avec ou sans pneumothorax ; ou bien elle peut se développer dans le centre de l'organe pulmonaire. Je n'ai eu que deux fois l'occasion d'observer cette affection mortelle. La première fois j'ignorais encore l'usage du cylindre ; et la seconde, la maladie était accompagnée d'un pneumothorax ancien, avec épanchement liquide et fistule bronchique ; en sorte qu'il était difficile, au milieu de la multitude de phénomènes qu'on observait, de distinguer ceux qui appartenaient seulement à la gangrène.

Mais il est facile, je crois, d'indiquer par analogie les symptômes que cette maladie peut offrir. Ils seront souvent, dans le premier degré de l'affection, semblables à ceux de la péripneumonie ou d'un catarrhe intense ; dans le deuxième, à ceux de la phthisie pulmonaire. Les symptômes généraux, et surtout l'odeur repoussante et l'aspect de l'expectoration suffiront, dans tous les cas, pour empêcher les méprises. Cette maladie n'a donc pas de symptôme qui lui soit particulier.

ART. XI. Pneumothorax.

Les signes du pneumothorax varient suivant qu'il a lieu sans communication avec les bronches, ou qu'il est accompagné de communication. Dans l'un et dans l'autre cas, il peut être simple ou exister avec un épanchement liquide.

Dans le pneumothorax simple et sans fistule bronchique, la gêne des mouvements de la poitrine et leur altération sont les mêmes que dans l'emphysème du poumon, quelquefois même à un degré plus marqué.

Le côté affecté rend un son creux, tympanique, même quand les parois du thorax ont beaucoup d'épaisseur. Quelquefois le poumon peut être lié à la plèvre costale dans plusieurs points par des brides celluleuses : alors le son, à peu près naturel dans cés points, offre des différences encore plus tranchées dans ceux où ces adhérences cessent.

Dans toute l'étendue qu'occupe l'épanchement gazeux, la respiration est tout-à-fait nulle ; à peine s'étend-elle même vers la racine du poumon, entre le scapulum et le rachis.

Cette absence du bruit respiratoire reconnaît une double cause : 1° le refoulement du poumon par le gaz développé dans la plèvre ; 2° la présence de ce gaz lui-même, mauvais conducteur d'un son aussi faible que celui que produit l'air par son entrée dans les cellules bronchiques.

Enfin le côté où siège l'épanchement est ordinairement dilaté, et présente à l'extérieur les mêmes particularités que dans l'empyème.

Lorsque l'accumulation gazeuse est due à une déchirure du poumon ou à la formation d'une fistule qui s'ouvre à la fois dans les bronches et dans la plèvre, il se joint aux signes précédents un signe nouveau facile à saisir, toujours pathognomonique : c'est la respiration et la résonnance métalliques.

Enfin, quand il y a à la fois épanchement gazeux et liquide, on entend, s'il y a communication fistuleuse, outre les signes précédents, le tintement métallique et le bruit que détermine l'agitation du liquide par la succussion ; s'il n'y a pas fistule bronchique, ces deux derniers phénomènes seulement, à l'exclusion de la respiration et de la résonnance métalliques.

La percussion fournit, dans ces cas de double épanchement, des signes importants à noter ; elle donne un son clair dans les parties supérieures, tout-à-fait mat dans les plus déclives ; en sorte qu'on peut, en faisant varier la position du malade, faire varier aussi le lieu qu'occupent la matité et la résonnance.

La percussion sert, dans tous les cas, à faire distinguer cette maladie de toutes celles dans lesquelles la respiration ne se fait pas entendre dans un espace assez étendu et pendant un temps assez long.

On ne peut donc guère la confondre qu'avec l'emphysème du poumon : mais la poitrine a rarement un son aussi exagéré dans cette affection. La respiration n'est jamais complètement nulle ; elle est toujours bonne vers la racine de l'organe ; elle s'accompagne de râles variés, et reparaît assez promptement dans les points où elle avait cessé de se faire entendre.

CHAPITRE II.

DES MALADIES DU CŒUR.

Avant que de passer à l'application de l'exploration dans les maladies du cœur, qu'il me soit permis de dire quelques mots sur l'utilité du cylindre dans ces affections, et sur les avantages réels qu'on peut en tirer pour le traitement. Je ferai observer d'abord qu'aucune des autres méthodes n'est applicable au diagnostic des lésions de l'organe central de la circulation ; qu'elles ne font connaître que les complications, et ne peuvent démasquer le mal que quand déjà il est au-dessus des ressources de l'art. J'excepterai cependant la percussion ; mais les cas dans lesquels elle offre quelque avantage sont extrêmement rares.

Corvisart, dont le nom se présente si naturellement quand on parle des maladies du cœur, avait sans doute fait faire de grands progrès à l'art pour le diagnostic de ces altérations ; il ne semblait pas que l'œil du médecin pût jamais pénétrer plus profondément dans leur marche, ordinairement si obscure, et démêler un jour avec moins de peine leurs symptômes, le plus souvent si difficiles à reconnaître. En effet, ce grand observateur, non content de nous avoir appris à distinguer l'anévrisme actif de l'anévrisme passif, nous a indiqué des caractères particuliers tirés de l'état de la face, de sa coloration, de l'état du pouls, qui peuvent, dans certains cas, faire prédire avec certitude si l'affection occupe les cavités droites ou les cavités gauches ; mais tous ces symptômes ne se montrent que quand déjà la maladie est ancienne et l'art à peu près impuissant pour la détruire. Peu d'hommes d'ailleurs sont doués de ce tact médical que Corvisart possédait au plus haut degré ; et, malgré ses travaux, les méprises sont encore journalières, et des médecins instruits même méconnaissent chaque jour ces maladies.

Les symptômes indiqués par Corvisart ont donc le double inconvénient d'être difficiles à reconnaître et de se manifester trop tard. Ceux que donne le cylindre, au contraire, se montrent dès le début de l'affection, et l'homme le moins propre à l'observation les saisit avec facilité ; il acquiert même, avec un peu d'habitude, une telle précision, qu'il peut, sans crainte de se tromper, annoncer s'il y a hypertrophie ou dilatation, si tel ou tel ventricule est malade, s'ils le sont tous deux ensemble, et, ce que rarement on parvenait à deviner, si les divers orifices de l'organe sont libres ou rétrécis par des ossifications ou toute autre cause.

Dira-t-on qu'une connaissance aussi minutieuse de l'état de la partie malade ne sert à rien pour le traitement ; que ce n'est qu'un luxe inutile, un embarras pour le médecin, un désagrément pour le malade ?

Mais quand il en serait ainsi de nos jours, qui peut répondre que ce qui n'est que luxe, actuellement que la physiologie pathologique est si peu avancée, ne deviendra pas par la suite d'une utilité réelle ? D'ailleurs a-t-on jamais contesté le mérite de leurs découvertes à ceux de nos médecins anatomistes qui ont décrit d'une manière si parfaite les tubercules, les squirrhes, les encéphaloïdes, les mélanoses, quoique le médecin praticien ne puisse tirer aucun avantage de ces connaissances pour le traitement de ces maladies ?

Contestera-t-on l'utilité, la nécessité du cylindre dans ces affections, si je prouve qu'elles ne se démasquent jamais que lorsque déjà elles sont anciennes et presque incurables, et qu'elles ont une première période dans laquelle elles nous échappent nécessairement, et que l'auscultation seule peut nous faire reconnaître ? Pour en venir à ce résultat, examinons ce qui se passe dans ces maladies ; et, comme il serait trop long de les passer toutes en revue, prenons pour exemple l'hypertrophie, soit qu'elle affecte le ventricule gauche, soit qu'elle occupe le droit.

Qu'arrive-t-il quand le ventricule gauche s'hypertrophie? le sang est poussé avec plus de force dans les artères; ces vaisseaux, à parois épaisses et résistantes, ne peuvent éprouver de ce choc trop énergique aucune lésion, quand même la maladie ne se développerait pas lentement, et ne laisserait pas à ces organes le temps de s'habituer à son premier effet. C'est donc sur le système capillaire général que l'influence funeste doit se porter. Ce système, extrêmement étendu, disposé de manière à ce que la circulation n'y éprouve aucune entrave, communique en outre librement avec des vaisseaux nombreux, qui, dans l'état ordinaire, ne contiennent pas de sang, mais dont une foule de phénomènes naturels nous démontrent la disposition à l'admettre, et la possibilité qu'il y circule sans danger. Tout ce lacis vasculaire entre dans la texture d'organes assez fermes qui lui prêtent un appui, et dont les mouvements multipliés favorisent puissamment sa circulation. Le système capillaire sanguin se débarrasse, dans ces canaux multipliés, du superflu qu'il ne peut contenir. L'impulsion du sang, affaiblie déjà par le long trajet que ce liquide a parcouru dans les artères, perd encore de sa force en se partageant , borne son effet à activer la marche du sang dans les vaisseaux capillaires, et par suite dans les veines; en sorte qu'il s'établit, pour ainsi dire, un nouvel équilibre entre les deux circulations à sang noir et à sang rouge ; que tous les organes sont plus abreuvés, gorgés, et que les symptômes se bornent à ceux de la pléthore, sans qu'aucun indique quelle est la cause de cet état de turgescence générale. Cette première période sera donc tout-à-fait latente, et les symptômes reconnus pour signes de l'hypertrophie du cœur ne paraîtront que dans la deuxième, que nous allons examiner.

Au bout d'un temps plus ou moins long, suivant les sujets, quelques capillaires affaiblis par cette tension constante, cet état permanent d'action, se laissent dilater et s'engorgent : ce sont ordinairement ceux des extrémités inférieures, sur lesquels agissent plusieurs causes de dilatation. L'engorgement se propage lentement de proche en proche ; les premiers symptômes de cachexie séreuse paraissent vers les extrémités. La colonne de sang poussée par le cœur a déjà moins de débouchés ; ils diminuent encore chaque jour. Bientôt, entravée dans sa marche, elle oppose un obstacle toujours croissant à chaque ondée que lui envoie chaque contraction du ventricule. Celui-ci , ne pouvant se débarrasser de tout le sang qu'il contient, cesse d'admettre tout celui que lui transmet le poumon. Les veines de ce viscère délicat éprouvent promptement les mêmes altérations que le système capillaire général. L'affection catarrhale concomitante des maladies du cœur se développe., et la mort ne tarde pas à arriver, précédée de tous les accidents que la lésion simultanée du cœur et du poumon peut produire.

Déjà, dans le commencement de cette période, le mal est plus grave, et cependant les symptômes sont encore peu caractéristiques. Ce n'est que vers la fin, à une époque rapprochée de la terminaison, alors nécessairement funeste, de la maladie , que tout l'ensemble des accidents qui la dénotent se développe et se manifeste.

Dans l'hypertrophie du ventricule droit, il est encore plus indispensable d'employer un moyen qui fasse reconnaître l'affection dès son début.; car la première période n'a qu'une durée fort courte, et la maladie porte son action sur un organe des plus essentiels à la vie, et dont elle altère promptement la texture et les fonctions. En effet, la colonne de sang , chassée avec trop de force par le ventricule droit hypertrophié, vient heurter des artères à parois minces, facilement extensibles. Ces artères, très courtes, se terminent par un réseau capillaire excessivement délié, très rapproché du point de départ du sang; en sorte que le choc n'a rien perdu de sa force quand il lui arrive. Ce système capillaire est plongé dans un organe mou, vésiculaire, qui ne lui prête aucun soutien : il ne peut, comme le système capillaire général, se multiplier, pour ainsi dire ; et sa circulation n'est pas activée par des mouvements assez nombreux et assez puissants. Si défavorablement disposés pour répondre ou se prêter à l'accroissement de force du ventricule, ces vaisseaux ne tardent pas à se dilater ; leur tonicité se perd ; ils s'engorgent ; le sang y stagne, opposé à la colonne circulant dans les troncs artériels une résistance qui augmente chaque jour. Le ventricule droit cesse d'admettre tout le sang que les veines lui apportent ; des congestions locales se forment et à l'extérieur et à l'intérieur ; l'œdème se développe dans différentes parties ; l'affection catarrhale et œdémateuse du poumon existe déjà depuis long-temps. Cependant cet état pour ainsi dire variqueux du système pulmonaire nuit à l'hématose ; l'air ne peut agir que sur une petite quantité de sang qui circule encore dans le poumon ; le ventricule gauche en reçoit peu, et en transmet peu aux organes ; l'affaiblissement général s'accroît tous les jours, et le malade épuisé succombe après avoir éprouvé, mais plus tôt, les mêmes affections que dans l'hypertrophie du ventricule gauche.

Nous ne voyons ici, dans la première période, qu'une altération du poumon, qui, très légère d'abord, est nécessairement confondue avec toute autre lésion de cet organe; et, quand les congestions locales et l'œdème font soupçonner l'affection primitive, la maladie secondaire est déjà autant et plus qu'elle dangereuse et difficile à guérir. Avec quel empressement ne doit-on pas accueillir une méthode qui fournit des données certaines, dans des cas si graves, à la seule époque où il soit possible de combattre le mal et de le détruire!

Ces considérations nous prouvent donc l'utilité de l'emploi du cylindre, surtout quand les phénomènes qu'on observe ne peuvent être rattachés à une lésion bien connue; elles nous expliquent en outre les différences que présentent deux affections semblables, occupant deux parties différentes du même organe. Ainsi on voit pourquoi la saignée, qui soulage dans l'hypertrophie du ventricule gauche, produit peu d'effet dans celle du droit; pourquoi, dans la première affection, le catarrhe concomitant se développe plus tard que dans la seconde; pourquoi l'œdème du poumon est plus souvent et

plutôt une complication des maladies du ventricule droit que du gauche ; pourquoi l'expectoration de crachats sanglants, assez semblables
au sang qui s'échappe des vaisseaux variqueux,
a lieu plus fréquemment dans les premières que
dans les dernières ; pourquoi enfin constamment
le ventricule droit acquiert moins d'épaississement relatif que le gauche. On s'explique facilement encore de cette manière la différence
du facies propre à chacune de ces affections, et
l'état du pouls dans l'une et dans l'autre.

Je reviens à mon sujet, loin duquel je me
suis laissé entraîner par le désir de prouver l'importance de l'auscultation dans les maladies du
cœur.

Je diviserai ces maladies, sous le rapport de
l'application du stéthoscope à leur diagnostic, en
celles que caractérisent les altérations du choc,
celles que font connaître les altérations du bruit,
celles dans lesquelles ces deux sortes de phénomènes ont éprouvé des changements ; enfin je parlerai de l'anévrisme de l'aorte et de la péricardite.

Cette division ne comprend ni les ruptures du
cœur, ni sa dégénération graisseuse, son induration, son inflammation, ni les maladies
des oreillettes. J'ignore, faute d'observations,
quels signes le cylindre peut donner dans ces
maladies.

ART. Ier. Maladies caractérisées par les altérations du choc.

Hypertrophie. L'hypertrophie du cœur ne détermine dans les mouvements de la poitrine aucune modification qui lui soit particulière et puisse être donnée comme un de ses signes. Celles que l'on observe dépendent toujours de l'état du poumon, qui est promptement affecté dans cette maladie : elles consistent le plus souvent dans une dyspnée habituelle, augmentant par accès, portée alors et pendant les derniers temps jusqu'à l'orthopnée.

La percussion fournit rarement quelques résultats ; cependant on a vu, dans des cas d'hypertrophie fort intense, le son devenir obscur ou mat dans la région précordiale.

L'exploration par le cylindre en procure de plus certains et de plus constants. La contraction des ventricules donne une impulsion forte, sourde, d'autant plus prolongée que l'hypertrophie est plus considérable, bornée souvent à une étendue plus petite que dans l'état sain. Quelquefois les battements sont irréguliers, intermittents; le plus souvent leur rhythme n'éprouve d'autre altération que l'alongement de la durée de la contraction des ventricules. Alors celle des

oreillettes se fait avant que celle des ventricules
soit achevée : elle est brève, peu sonore, et par
là même à peine sensible.

Ces phénomènes sont parfaitement distincts
dans tous les cas, tant que la respiration reste
libre ou peu gênée. Si la dyspnée devient extrême, ils disparaissent souvent, et ne deviennent évidents que dans les moments de calme.

Hypertrophie du ventricule gauche. Si le ventricule gauche seul est hypertrophié, on n'ob-
servera les symptômes que je viens d'indiquer
qu'entre les cinquième et septième côtes sternales gauches, et l'exploration de la partie inférieure du sternum fera connaître l'intégrité du
ventricule droit.

Hypertrophie du ventricule droit. Si c'est le ventricule droit qui est malade, le contraire a lieu
Le bruit des contractions du ventricule est sourd ;
mais il ne le devient jamais autant que celui du
ventricule gauche hypertrophié.

La comparaison des deux ventricules, toujours facile à faire, donne dans cette maladie
une grande facilité et une grande certitude pour
le diagnostic.

ART. II. Des maladies caractérisées par les altérations du
bruit.

Dilatation du cœur. Les mêmes altérations de

la respiration que dans l'hypertrophie, mais à un moindre degré, et moins sujettes aux paroxysmes.

Un son quelquefois un peu obscur de la région précordiale, un bruit sonore dans la contraction des ventricules, l'étendue dans laquelle ce bruit se fait entendre, étendue toujours proportionnée à la dilatation, le peu d'intensité du choc : tels sont les signes de la dilatation.

Cette maladie affecte rarement les deux ventricules à la fois : elle se rencontre plus souvent dans le droit que dans le gauche. Le lieu dans lequel ce bruit sonore, éclatant, se fait entendre avec le plus de force, indique quel est le ventricule dilaté.

Quelquefois un des côtés du cœur est hypertrophié, l'autre dilaté : on trouve alors les signes de la dilatation d'un côté, ceux de l'hypertrophie de l'autre, et le lieu où chacun de ces deux groupes de signes différents se rencontre fait connaître le siége de l'une et de l'autre de ces affections.

ART. III. Maladies que caractérisent les altérations du choc et du bruit.

Dilatation avec hypertrophie. Les signes de cette affection sont un composé de ceux de l'hypertrophie et de ceux de la dilatation. Les contractions des ventricules donnent à la fois une impulsion forte et un bruit assez marqué; celles des oreillettes sont sonores ; les battements s'entendent dans une grande étendue, et l'impulsion se fait sentir dans presque toute la poitrine chez les sujets maigres et chez les enfants. C'est dans cette maladie que les contractions sont facilement senties par la main , et impriment à la poitrine un soulèvement visible : le rhythme des battements est rarement altéré. C'est aussi dans la dilatation avec hypertrophie que la percussion de la région précordiale donne le plus souvent un son tout-à-fait mat. Comme pour les autres affections, le lieu où ces phénomènes s'observent fait connaître la partie du cœur qui est affectée , si une moitié seulement de l'organe est malade.

Rétrécissement des orifices du cœur. M. *Laennec* donne comme signes de cette affection , quelle que soit la cause qui la produise, le bruit de soufflet et le bruit de râpe. Le premier de ces phénomènes existe souvent sans qu'il y ait de lésion des orifices. Je n'ai pas eu occasion de me convaincre de la valeur du second. Le moment des contractions que ces bruits occupent indique quel est l'orifice affecté : ainsi, dans le rétrécissement de la valvule mitrale, il accompagne la contraction de l'oreillette ; celle des ventricules, quand c'est un des orifices artériels qui est resserré.

Ordinairement cette altération des orifices détermine l'hypertrophie de la partie dont elle gêne l'action, et les signes de cette affection se joignent au bruit de râpe ou à celui de soufflet.

Ramollissement du cœur. On peut assurer que le cœur est ramolli, quand il donne un son également médiocre, sourd et obtus dans ses deux contractions, et qu'il communique peu ou point d'impulsion. Le ramollissement coïncide avec la dilatation, si le bruit produit par les contractions du cœur, quoique fort, a quelque chose de sourd et perd le caractère éclatant qui annonce ordinairement la dilatation; il coexistera avec l'hypertrophie, si le bruit de la contraction des ventricules est tellement obtus, qu'il ne s'entende presque plus. Quelquefois cependant, dans les attaques de palpitations, un cœur ramolli et hypertrophié peut donner des contractions vives, courtes et analogues à des coups de marteau ; mais cet effort est de courte durée, et l'organe retombe bientôt dans son état habituel.

ART. IV. Anévrisme de l'aorte.

Cette maladie peut quelquefois être reconnue à l'aide de battements simples qu'on entend dans un point de la partie antérieure et supérieure de la poitrine ou le long de la colonne vertébrale. Souvent ces battements, toujours isochrones au pouls, ont plus de force et de son que les contractions des ventricules. Mais, le plus ordinairement, ces symptômes manquent.

Il existait, il y a deux mois, à l'hôpital Necker, une femme affectée de cette maladie, et chez laquelle la tumeur faisait déjà une saillie prononcée en haut et à droite du sternum, au-dessous des premières côtes. Je l'ai fréquemment examinée, et n'ai pu saisir que les phénomènes suivants : le ventricule droit donnait peu d'impulsion et peu de bruit; le gauche communiquait un choc très énergique, son bruit était sourd ; il se faisait sentir beaucoup plus à gauche que dans l'état naturel ; je ne sais si cette disposition est innée ou acquise. Un peu au-dessus du cœur, en appliquant le cylindre sur le sternum, on entendait faiblement les contractions, mais on ne les sentait pas. Sur toute l'étendue de la tumeur, on les entendait doubles avec assez de force, et on sentait en outre une impulsion bien marquée dans le moment de la contraction des ventricules.

ART. V. Péricardite et hydropéricarde.

M. *Laennec* donne comme signe de la péricardite l'impulsion plus forte et le bruit plus marqué des contractions des ventricules, l'inégalité de ces contractions et leur défaut de proportion avec la faiblesse et la petitesse du pouls. Peut-être le bruit que j'ai comparé à celui du cuir neuf est-il un symptôme de cette affection, symptôme très fugace , dont la durée est bornée à quelques heures si la maladie est très aiguë et détermine promptement un épanchement , plus durable , si elle marche avec lenteur. J'expliquerai alors ce phénomène par les frottements des deux feuillets de la séreuse desséchée. Cette espèce de sécheresse paraît être le premier effet de l'inflammation sur les tissus membranes. Ainsi on l'observe, dans le coryza , sur la muqueuse nasale; dans le rhumatisme, sur les synoviales; et l'on peut, quand cette dernière affection est chronique et qu'il n'y a pas d'épanchement, déterminer un bruit analogue dans le genou, par exemple, en frottant la rotule sur les condyles. La vive douleur dont ces parties sont le siége , quand l'affection est aiguë , m'a empêché de m'assurer si le même phénomène existait alors. Mais toujours est-il vrai que c'est rarement le premier jour que se voient les symptômes d'un épanchement dans le sac formé par la synoviale.

Quant à l'hydropéricarde, la matité complète de la région précordiale , des battements tumultueux et obscurs du cœur , sensibles dans une grande étendue , et par moments dans un point plus que dans les autres , arrivant à la main comme à travers un corps mou , tels sont les seuls symptômes qui peuvent la faire soupçonner.

FIN.

www.ingramcontent.com/pod-product-compliance
Ingram Content Group UK Ltd.
Pitfield, Milton Keynes, MK11 3LW, UK
UKHW021236230726
13926UKWH00003B/1481